HEFTE ZUR UNFALLHEILKUNDE

BEIHEFTE ZUR „MONATSSCHRIFT FÜR UNFALLHEILKUNDE
UND VERSICHERUNGSMEDIZIN"

HERAUSGEGEBEN VON PROFESSOR DR. H. BÜRKLE DE LA CAMP

HEFT 73

EXPERIMENTELLE UNTERSUCHUNGEN ZUR PATHOLOGIE UND VERHÜTUNG DER POSTTRAUMATISCHEN SEHNENVERWACHSUNG

VON

PRIV.-DOZ. DR. H. MITTELMEIER

ORTHOPÄDISCHE KLINIK UND POLIKLINIK DER FREIEN UNIVERSITÄT BERLIN
(DIREKTOR: PROF. DR. A. N. WITT)

MIT 30 ABBILDUNGEN

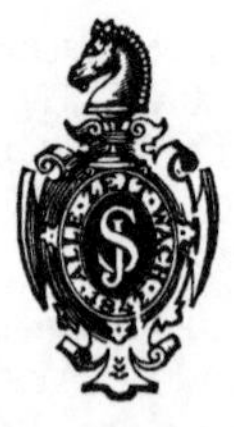

1963

SPRINGER-VERLAG / BERLIN · GÖTTINGEN · HEIDELBERG

HEFTE ZUR UNFALLHEILKUNDE

Herausgegeben von Professor Dr. H. BÜRKLE DE LA CAMP
7801 Dottingen über Freiburg/Br.

ISBN-13: 978-3-540-02999-1   e-ISBN-13: 978-3-642-94877-0
DOI: 10.1007/978-3-642-94877-0

MEINEM VEREHRTEN LEHRER

HERRN PROFESSOR DR. A. N. WITT

IN STETER DANKBARKEIT

Geleitwort

Die Sehnenoperationen gehören zu den klassischen und wichtigsten Arbeitsgebieten der Orthopädie. Wissenschaftliche Forschung und praktische Erfahrung haben auf diesem Gebiet schrittweise und nur langsam bessere therapeutische Erfolge ermöglicht. So große Namen, wie CODIVILLA, VULPIUS, L. MAYER, BIESALSKI, F. LANGE, HOHMANN, M. LANGE, LEXER, BUNNELL, MOBERG u. a., sind mit ihrer Entwicklung untrennbar verbunden. Dabei sind die technischen Probleme, wie die Naht der Sehne im extra- oder intravaginalen Bereich, die Verankerung am Knochen, die richtige Spannung und auch die der Nachbehandlung, weitgehend einer befriedigenden Lösung zugeführt. *Das Kriterium jeder Sehnenoperation ist aber die Gefahr der Verwachsung und damit der Aufhebung der Gleitfähigkeit.* Es zeigt sich also, daß gerade im Zeitalter der Handchirurgie jeder Fortschritt auf diesem Gebiet dankbar begrüßt werden muß. MITTELMEIER hat sich jahrelang diesen speziellen Problemen gewidmet. Zahlreiche pathohistologische Untersuchungen von bei Operationen gewonnenen Excidaten brachten aufschlußreiche Ergebnisse über die Gewebereaktionen bei den verschiedenen Ätiologien. Sie waren Anlaß und Ausgang für tierexperimentelle Untersuchungen zur Verhütung von Verwachsungen bei Sehnennähten, freien Sehnentransplantationen und Sehnenverlagerungen.

Durch die temporäre Interposition einer Spalthülse konnten gröbere Verwachsungen mit der Umgebung verhindert, die rasche Vascularisierung des Transplantates aber gefördert werden. Die Gleitfähigkeit blieb so — das ist einwandfrei bewiesen — erhalten.

In dieser Monographie, die in Schrift und Bild die kritische und exakt wissenschaftliche Einstellung des Verfassers erkennen läßt, werden die Ergebnisse dargelegt. Sie sind ein wesentlicher Beitrag zu den Erkenntnissen über die patho-physiologischen Gegebenheiten an Sehne, Sehnenscheide und umgebendem Gewebe. Wir zweifeln nicht, daß diese Ergebnisse auch für die Praxis in Zukunft von Bedeutung sein werden.

A. N. WITT

Inhaltsverzeichnis

A. Einleitung

Nach dem von A. N. WITT gegebenen historischen Überblick haben schon um das Jahr 1000 n. Chr. Wundärzte die Bedeutung von Sehnenverletzungen erkannt und ihre Wiederherstellung angestrebt. In der Frühzeit der Chirurgie waren operative Maßnahmen an den Sehnen aber vor allem durch septische Komplikationen zum Scheitern verurteilt. Nach Einführung der Anti- und Asepsis nahm die Sehnenchirurgie einen erfreulichen Aufschwung. Vor allem war es dabei der Entwicklung einer speziellen Nahttechnik und dem Ausbau der Möglichkeiten der Sehnenverpflanzung zu verdanken, daß anfangs dieses Jahrhunderts auf diesem Gebiete große Fortschritte erzielt wurden. Leider stellte sich aber bald heraus, daß auch nach aseptisch verlaufenen Traumen und Wiederherstellungsoperationen an den Sehnen sowie nach Sehnenverpflanzungen häufig ein *beträchtlicher Funktionsverlust durch mangelndes Gleitvermögen* zurückbleibt. Nachoperationen und pathologisch-anatomische Untersuchungen ergaben, daß es im Zuge der Sehnenheilung zur fibrösen „Verwachsung" der Sehnen in ihrem Gleitlager kommt. Die Sehnen gewinnen damit zwar nach den Wiederherstellungs- und Verpflanzungsoperationen ihre Stabilisierungs-, nicht aber ihre freie Bewegungsfunktion zurück.

Seit das Problem des Funktionsverlustes der Sehnen durch Verwachsungen erkannt worden ist, haben sich zahlreiche Autoren mit ihrer Entstehung auseinandergesetzt und sich um ihre Verhütung bemüht. Manch wichtiger Einblick in die Pathogenese wurde gewonnen; viel ist aber noch ungeklärt oder unterliegt widerspruchsvollen Auffassungen. Auch konnten zweifellos Verbesserungen der Behandlungsergebnisse erzielt werden, eine zuverlässige Verhütung der posttraumatischen und postoperativen Sehnenverwachsungen ist aber bis heute nicht möglich geworden.

Vor allem sind wegen der Verwachsungen die Ergebnisse an den Fingerbeugesehnen im Bereich der Sehnenscheiden noch sehr schlecht. Ihre Beurteilung ist allerdings nicht einheitlich und zweifellos teilweise zu optimistisch erfolgt. Nach BUNNELL, der wohl über die größten Erfahrungen mit Sehnenverletzungen an der Hand verfügte, sind die Ergebnisse nach Naht der Fingerbeugesehnen zwischen distaler Hohlhandfalte und Fingerendgelenksfalte so unbefriedigend, daß dieser Bereich für den Operateur von ihm als „Niemandsland" bezeichnet wurde. Aber auch andere kritische Operateure mit speziellen Erfahrungen in der Handchirurgie geben zu, daß die erfolgreiche Wiederherstellung der Beugesehnenfunktion im Handbereich nach Durchtrennung eine Ausnahme ist, die nur die allgemeine Regel bestätigt, daß hier gewöhnlich kein wirklich guter Erfolg erzielt werden kann. Zumindest hier ist also das Verwachsungsproblem noch ungelöst.

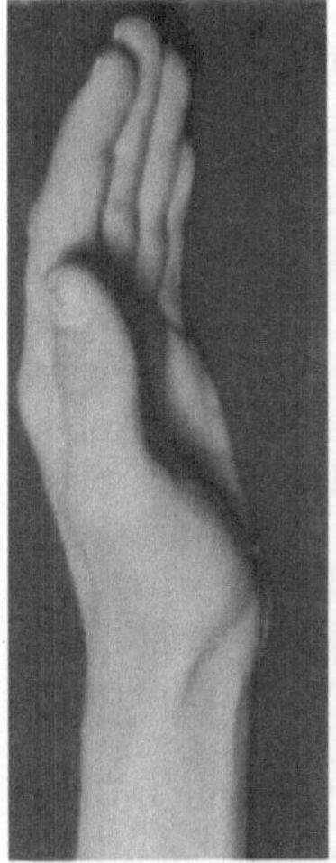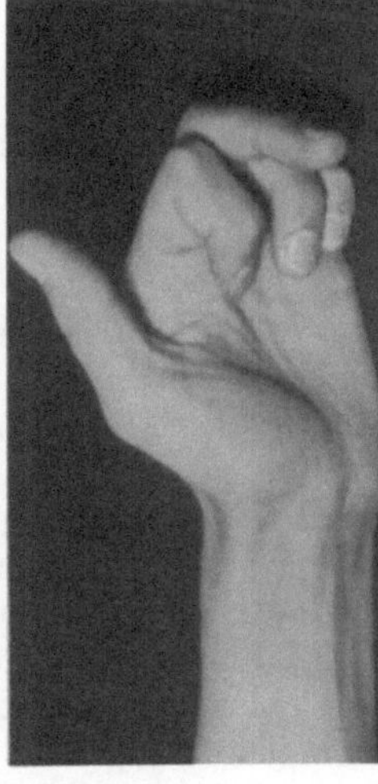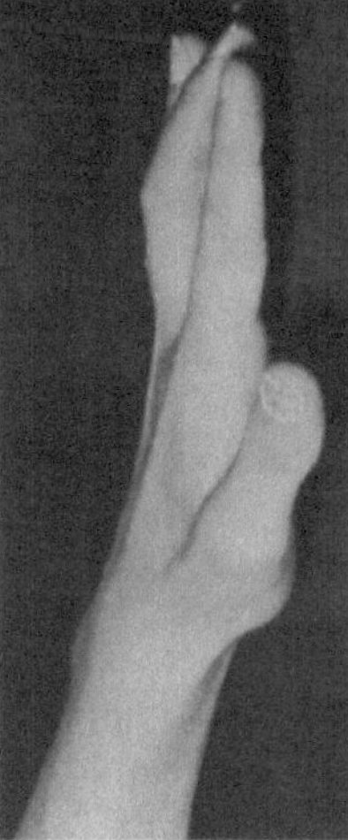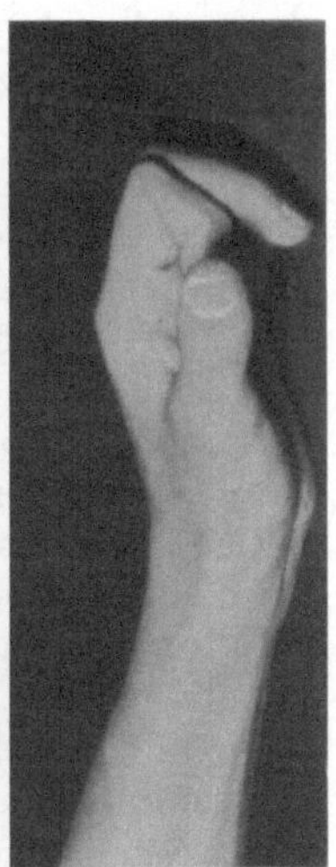

Abb. 1a. Unversorgte Verletzung der tiefen Mittel-
finger-Beugesehne in Höhe des Mittelgliedes. *Links.*
Streckung frei. *Rechts.* Verlust der aktiven Beugefähigkeit im Endgelenk, Einschränkung der Beugung des Mittelgelenkes

Abb. 1b. Nach sekundärer Sehnennaht im
„Niemandsland" Verschlechterung der Streck-
fähigkeit des Fingers (links); nur geringgra-
dige Besserung der Beugefunktion (rechts).
Ein vollständiges Einrollen des Fingers beim
Faustschluß ist nicht möglich. Die schlechte
Funktion wird durch Verwachsung der Sehne
in der Sehnenscheide bedingt

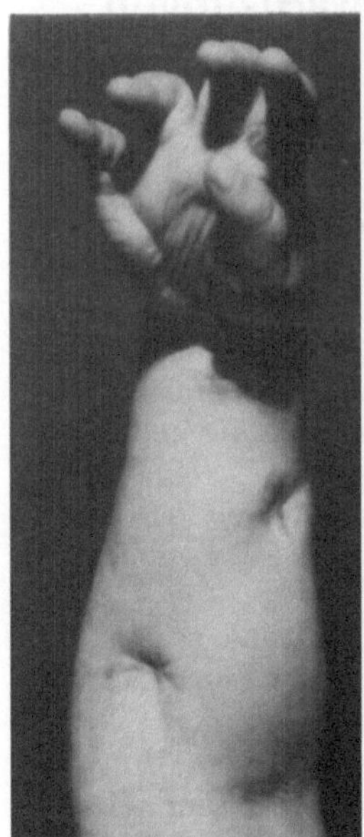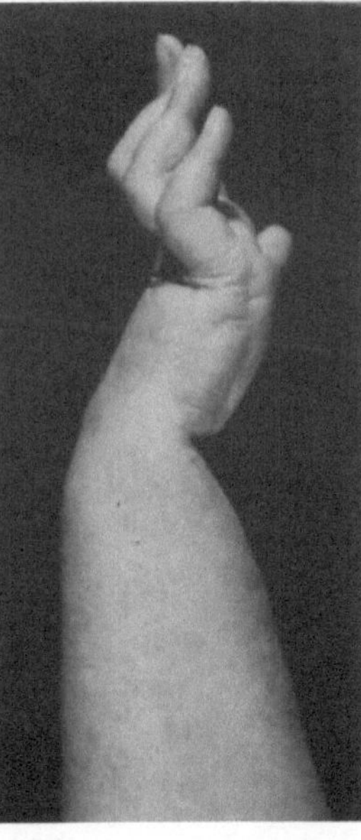

Abb. 2. Schwerste Verkrüppelung
und Funktionsstörung der Hand mit
hoher Erwerbsminderung durch
posttraumatische Sehnenscheiden-
infektion mit V-Phlegmone der
Finger-Hand-Sehnenscheiden und
Phlegmone des Unterarmes. Praktisch völlige Fingerversteifung mit
typischer Kontrakturstellung durch
Verwachsung der Sehnen im Gleitlager

Auch auf dem Gebiet der Sehnenverpflanzungen nach Lähmungen hat
die postoperative Sehnenverwachsung viele Schwierigkeiten bereitet.
Neben fehlerhaften Indikationen trägt vor allem der Funktionsverlust

der verpflanzten Sehnen durch Verwachsung viel Schuld daran, daß die Sehnenverpflanzungen nach ihrer ersten Verbreitung wieder sehr an Boden verloren haben.

Die soziale Bedeutung des Problems ist groß, weil in unserem industrialisierten Zeitalter die Unfallverletzungen an Zahl und Schwere außerordentlich zunehmen und gerade die Hand dabei häufiger als andere Körperteile betroffen wird (BÖHLER, BUNNELL, ISELIN). Vor allem spezialisierte Handarbeiter tragen oft als Folge irreparabler Sehnenverletzung, insbesondere wenn es sich um Serienverletzungen der Finger handelt, eine erhebliche Erwerbsminderung davon und werden nicht selten dadurch sogar zu einem Berufswechsel gezwungen. Die Ausgaben, die den Versicherungen für Berentungen entstehen, sind sehr groß. In der Bundesrepublik Deutschland betragen die Heil- und Rentenkosten für irreparable Sehnenverletzungen hauptsächlich der Hände nach eigenem Überschlag etwa 100 Mill. DM jährlich.

Eine intensive Bearbeitung des Problems der posttraumatischen Sehnenverwachsungen erscheint daher dringend nötig. Die weitere Aufklärung der Pathogenese und die Suche nach Möglichkeiten zur Verwachsungsverhütung sind darum das Ziel dieser Abhandlung.

B. Die Pathologie
der posttraumatischen Sehnenverwachsungen
nach bisheriger Auffassung

Die Pathologie des Bewegungsverlustes der Sehnen nach Verletzungen und Operationen wurde schon bald als Ausdruck einer *fibrösen Verhaftung der Sehnen im Gleitlager* erkannt (MARCHAND, F. LANGE, LEXER, REHN, HENZE, MAYER, BIESALSKI), die gemeinhin als Sehnenverwachsung bezeichnet wird.

Ihre Pathogenese wird auf eine Reihe von Faktoren zurückgeführt:

Schon in der älteren Zeit, in der die Sehnenoperationen vielfach durch septische Komplikationen belastet waren, wurde die *Wundinfektion* als wesentliche Verwachsungsursache herausgestellt. In ihrem Gefolge bildet das entzündliche Granulationsgewebe zwischen Sehne und Sehnenscheide schließlich eine narbige Verbindung oder wandelt das Paratenon narbig um.

Bei den heute im Vordergrund des Interesses stehenden *Sehnenverwachsungen nach aseptisch verlaufenden Verletzungen* ist aber seit MARCHAND die Sehnenfixation gleichfalls weniger auf die unmittelbare Zerstörung der Gleitstruktur, als vielmehr auf die reaktiven Entzündungs- und Reparationsprozesse zurückzuführen, die die Wundheilung bewirken.

Besonders wird die *Mitverletzung der Sehne* als wichtiger Verwachsungsgrund betrachtet. BUNNELL glaubte, daß im Bereich des Paratenon die Sehnenenden, in dem Bestreben nach spontaner Wiederherstellung der Sehnenkontinuität, „pseudopodienartig" proliferieren und dabei mit der Umgebung verwachsen könnten. ISELIN und LAFAURY sahen in aseptischen Sehnennekrosen die Ursache der Verwachsung im Sehnenscheidenbereich.

Vor allem aber wird dem *sekundären Trauma der Wiederherstellungsoperation*, insbesondere der operativen Blutung, der Gewebsquetschung und -austrocknung, sowie der Sehnennaht selbst, mit ihren Schnürungseffekten und dem Fremdkörperreiz des Nahtmaterials, große Bedeutung für die Entstehung der Verwachsungen beigemessen (BIESALSKI, MAYER, BUNNELL, ISELIN, M. LANGE, PULVERTAFT, A. N. WITT, MOBERG, DICK u. a.).

Die Sehnenverwachsungen nach auf- und absteigenden Sehnenverpflanzungen wurden von HENZE, MAYER und BIESALSKI vor allem auf die *operative Traumatisierung des Gewebes bei der Schaffung der neuen Gleitbahn* und auf operative Sehnenläsionen zurückgeführt. Die Verwachsungen bei freier Sehnentransplantation gehen wahrscheinlich auch auf die Reizwirkung der nekrobiotischen Prozesse in den Transplantaten, infolge ihrer Loslösung aus dem ursprünglichen Ernährungszusammenhang, zurück (KIRSCHNER, v. HACKER, LEWIS u. DAWIS, REHN, M. LANGE, ISELIN).

Insgesamt glaubt man die Verwachsung bei Mitverletzung der Sehnen und der Transplantation dadurch erklären zu können, daß das *Bindegewebe des Gleitlagers von den Sehnen zur granulomatösen Proliferation und zum Übergreifen des Granulationsgewebes auf die Sehne angeregt wird*. Zahlreiche Autoren haben gezeigt, daß sich dabei das vom Gleitgewebe übergreifende Granulationsgewebe am Heilungsvorgang der Sehne maßgebend beteiligt und auch sehnenähnliches Gewebe bildet (BONVIER, VELPEAU, VIERING, BUSSE, YAMAGIVA, SCHRADICK, SCHWARZ, SEGGEL, MARCHAND, HUECK, NAERVI, M. LANGE, BLOCH u. BONNET, ISELIN u. LAFAURY, BUCHNER u. HOFFMANN, MITTELMEIER). Die Verwachsung des Gleitgewebes mit der Sehne ist damit nach ISELIN und LAFAURY ein unumgängliches Moment der Sehnenheilung selbst. Widerspruchsvoll erscheint aber dabei die Tatsache, daß die Sehnenregeneration im Sehnenscheidenbereich erschwert ist (HUECK, GREBE, SALOMON, BIER, HAUCK, WEHNER, BUNNELL, NAERVI, M. LANGE, BLOCH u. BONNET, HESSE, A. N. WITT u. a.), während hier die Verwachsungen besonders häufig und intensiv sind. Andererseits ist die Sehnenregeneration im Bereich des Paratenon gut, die Sehnenblockierung dagegen relativ gering (BUNNELL, ISELIN, M. LANGE, A. N. WITT u. a.). Diese Diskrepanz bedarf noch der Klärung.

Über die *Wiederherstellung funktionstüchtiger Gleitstrukturen* durch Regeneration des Gleitgewebes ist dabei pathologisch-anatomisch fast nichts bekannt.

C. Bisherige Maßnahmen und Versuche zur Verhütung der posttraumatischen Sehnenverwachsung

Zur Verhütung der posttraumatischen und postoperativen Sehnenverwachsung wurden zahlreiche Maßnahmen und Methoden versucht und empfohlen. Viele von ihnen tragen gewiß dazu bei, die Verwachsungsneigung zu vermindern; viele stellen aber auch Irrwege dar. Eine zuverlässige Methodik zur Verwachsungsverhütung, die grundsätzlich erfolgreich ist, gibt es bisher nicht.

An erster Stelle stehen zur Verwachsungsverhütung *allgemein-chirurgische Maßnahmen*:

Die wohl wichtigste Forderung ist zweifellos die *Vermeidung der Wundinfektion*, wozu die primäre Wundversorgung und Ausschneidung nach FRIEDRICH, gegebenenfalls der Aufschub der Sehnennaht bis zur Wiederherstellung einwandfrei aseptischer Wundverhältnisse und neuerdings die prophylaktische Anwendung von Antibiotica, von großer Bedeutung sind (BUNNELL, ISELIN, M. LANGE, A. N. WITT, DICK u. a.). Damit können die schweren entzündlichen Verschwielungen des Gleitlagers unter Einschluß der Sehnen vermieden werden, die septischen Komplikationen folgen, nicht aber die verbleibende aseptische Sehnenverwachsung.

Zur Vermeidung der Sehnenverwachsungen wird ferner hauptsächlich die *Forderung nach gewebsschonendem Operieren* erhoben, wofür insbesondere F. LANGE, BIESALSKI und MAYER, BUNNELL, HALSTEAD, KOCH, M. LANGE, MASON, PULVERTAFT, A. N. WITT u. a. eingetreten sind.

Als Grundzüge einer „atraumatischen Operationstechnik" (BUNNELL) wird vor allem gefordert, die Operationen nur in Blutleere auszuführen, die Hautschnitte abseits des Sehnenverlaufes zu legen und unter Verwendung der Tunnelierungstechnik klein zu halten, die Sehnen und Sehnentransplantate nur schonend mit stumpfen Instrumenten zu fassen und nur schnürungsfreie Nahtmethoden mit möglichst öhrlosen Nadeln und reizlosem Nahtmaterial anzuwenden. BUNNELL hat insbesondere im Pull-out-wire-Verfahren eine Methode entwickelt, bei der rostfreier Stahldraht zur Naht verwendet und nach erfolgter Nahtheilung durch einen Ausziehdraht ohne neuerliches Operationstrauma wieder entfernt werden kann. Im übrigen soll am Ende der Operation eine sorgfältige Blutstillung stehen und auf die Vermeidung von Schwellungen durch schnürende Verbände geachtet werden.

Die subtile Befolgung dieser Grundsätze ist die Voraussetzung für viele gute Ergebnisse, die von besonders spezialisierten Operateuren auch bei den Sehnenverletzungen der Hand erreicht werden konnten. Die Wiederherstellung der Fingerbeugesehnen im Bereich der Handsehnenscheiden ist aber trotz äußerster Verfeinerung der Operationstechnik immer noch mit vielen Mißerfolgen behaftet. *Schließlich kann das operative Trauma immer nur verringert, aber nicht völlig vermieden werden. Von einer schonenden Operationstechnik allein ist deshalb auch die völlige Verhütung der Verwachsungen nicht zu erhoffen.*

Neben diesen allgemein-chirurgischen Grundsätzen wurden noch einige *spezielle Vorschläge für die Wiederherstellung der Beugesehnenverletzungen im Sehnenscheidenbereich der Hand* gemacht, um die hier besonders drohende Verwachsung zu verringern:

Auf der Vorstellung beruhend, daß die Verwachsungstendenz insbesondere von der Sehnennaht ausgeht, wird bei Verletzung beider Beugesehnen im Sehnenscheidenfach der Finger unter Exstirpation des Superficialis allein die Naht des Profundus angestrebt (BUNNELL, ISELIN, M. LANGE, A. N. WITT, JAMES, MOBERG u. a.). BUNNELL hat sogar die *grundsätzliche Resektion beider Sehnen und ihren Ersatz durch ein freies Sehnentransplantat vorgeschlagen, um die Nahtstellen aus dem verwachsungsgefährdeten Tunnelbereich herauszuverlagern.* BUNNELL konnte hiermit bessere Ergebnisse als mit der direkten Sehnennaht erzielen. Eine Reihe von Autoren hat sich seinem Vorgehen angeschlossen und gleichfalls über bessere Erfolge berichtet (GRAHAM, LITTLER, PULVERTAFT, JAMES, MOBERG, BOYES, EHALT u. TITZE, J. BÖHLER, ZRUBECKI). Andere Autoren dagegen, die die freie Transplantation schon früher aufgegriffen haben, halten sie nicht für grundsätzlich besser als eine unter günstigen Voraussetzungen erfolgende Sehnennaht und sehen ihre Indikation vor allem in der Defektüberbrückung (M. LANGE, A. N. WITT, ISELIN). ISELIN *glaubt sogar, daß vom freien Transplantat ein erhöhter Verwachsungsreiz ausgeht, weil es in ganzer Ausdehnung nekrobiotisch wird.* Diese Streitfrage, ob die Sehnennaht oder ein freies Transplantat einen größeren Verwachsungsanreiz ausüben, ist bisher noch nicht entschieden.

A. N. WITT hat auch empfohlen, die fibrösen Tunnelfächer der Fingerbeugesehnenscheiden bei der Sehnennaht bis auf die unerläßlichen Ringbänder zu resezieren, weil die Sehne *im Fingerfettgewebe eine bessere Verschieblichkeit* erhält. Diese Methodik hält MOBERG auch bei der freien Transplantation für günstig. Der funktionsverbessernde Effekt dieser Maßnahme ist aber pathologisch-anatomisch noch nicht geklärt.

BIESALSKI und MAYER haben bei den Sehnenverpflanzungen nach Lähmungen den Vorschlag gemacht, die Sehnen durch die natürlichen Sehnenscheidenfächer der gelähmten Muskeln zu führen, um das natürliche Gleitgewebe für die Gleitfunktion der verpflanzten Sehnen zu benutzen. Dieses Vorgehen hat sich aber entgegen der Erwartung nicht so bewährt wie die subcutane Sehnenverpflanzung (F. LANGE), die in der Praxis eine bessere Sehnenbeweglichkeit gewährleistet.

Eine Reihe von Autoren vertritt die Auffassung, daß sich die Sehnenverwachsung durch *frühzeitige Bewegungsaufnahme,* etwa eine Woche nach der Operation, wenigstens teilweise verhindern läßt (F. LANGE, BRAUN, GOHRBANDT, v. BAYER, M. LANGE, A. N. WITT u. a.). Diese zunächst rein hypothetische Ansicht erscheint durch Tierversuche von M. LANGE gestützt, der nach Operationen an der Achillessehne von Kaninchen bei der Frühmobilisierung eine gute Funktion feststellen konnte. Im übrigen aber wird die Frühmobilisierung hauptsächlich deshalb gefordert, weil nach den Untersuchungen von ROUX, F. LANGE, LEVY, SEVERS, M. LANGE, HESSE, BUCHNER und HOFFMANN Zugspannungen im Granulationsgewebe die Differenzierung längsgerichteter Bindegewebsfasern fördern und dabei *kräftigere Sehnenregenerate* entstehen. Im Gegensatz hierzu kamen MASON und ALLEN im Tierversuch zu der Feststellung, daß die Frühmobilisierung die Verwachsungen nicht nur nicht verhindert, sondern sogar fördert. Die peritendinöse Fibrose sei um so geringer, je später die Mobilisierung erfolgte. BUNNELL, MASON, ALLEN u. a. vertreten die *Spätmobilisierung* drei bis vier Wochen nach der Operation auch auf Grund klinischer Beobachtungen. ISELIN und MOBERG vertreten dagegen einen vermittelnden Standpunkt und nehmen die Bewegung zwei bis drei Wochen post op. auf. Wegen ihrer Wichtigkeit bedarf die Frage des optimalen Behandlungsbeginnes besonders dringend der Klärung, zumal die Frühmobilisierung mit Nahtrupturen belastet ist und die Sehnennähte nach eingehenden Untersuchungen von MASON, SHEARON erst drei Wochen nach der Operation eine ausreichende Belastungsfestigkeit erhalten.

Von CARSTAM und JAMES wurde vorgeschlagen, die Verwachsung durch *Hemmung des Mesenchyms mit ACTH oder Cortison* zu versuchen. Das erscheint aber ein fragwürdiges Unterfangen, da hiermit zugleich die mesenchymalen Reparationsprozesse unterdrückt werden, die die Sehnenheilung bewirken.

Besonders zahlreich sind aber schließlich die Versuche, die Verwachsung der Sehne durch *Gewebs- oder Fremdstoffinterposition* zwischen Sehne und umgebendem Gewebe zu verhindern.

Die erste umfangreiche diesbezügliche Untersuchung ist 1914 von HENZE und MAYER im Tierexperiment durchgeführt worden. Sie verwendeten autoplastisches Fettgewebe, Fascie, Knorpel, formalingehärtete Venen und Arterien, Vaseline, Silberröhrchen, Fischblase, Schweinsblase und kamen zu dem Ergebnis, daß sämtliche Maßnahmen die Verwachsung eher begünstigten als verhindern konnten.

Trotzdem sind in der Folgezeit noch weitere *Versuche mit autoplastischen Stoffen*, Venen (THOLE), Fascie (KÖNIG, URK und GLÖSSNER, LEXER, PAYR), Peritoneum (KOLACZEK, LANZ, HOFMANN, DEUTSCHLÄNDER, LEXER), Fettgewebe (REHN, EDEN, LEXER), Tunica vaginalis des Hodens (WILMOTH) sowie Periost (BURMAN und UMANSKY) unternommen worden.

Auch *heteroplastische, zum Teil chemisch präparierte Stoffe* wie Rinderperitoneum und Fischblasencondome (FORAMITTI), Rinderamnion und Catgutmembranen (WILMOTH, PINKERTON) wurden weiterhin erprobt.

An *alloplastischen Stoffen* wurden Pergamentpapier (F. LANGE, PITZEN, M. LANGE), Celluloid, Celloidin und Cellophan (PITZEN, L. MAYER, WHEELDON, MC.KEEVER, FARMER und DAWIS), Gummi (GASNA, NAERVI), Gelatine (NICHOLS), rostfreie Stahlfolie (SKOOG, PERSSON), Vitallium (MC.KEE) und Polyäthylen (GONZALEZ, ENTIN, INSELIN, BUNNELL) als Interpositionsstoffe versucht.

Bei vielen der angeführten Veröffentlichungen über die Interpositionstechnik sind zum Teil sehr optimistische Erfolgsberichte gegeben worden, die der kritischen Betrachtung nicht standhielten. Mancher „Erfolg" beruhte zweifellos auf einer Täuschung durch Verschiebung der Sehne mit dem umgebenden Gewebe — trotz erfolgter Verwachsung. *In keinem Falle ist eine histopathologisch gesicherte einwandfreie Wiederherstellung synovialer oder paratendinöser Gleitstrukturen nachgewiesen worden, die einen echten Gleitvorgang annehmen ließe.* Die meisten Interpositionsversuche konnten über das Tierexperiment hinaus nicht zu einer für die Verwendung beim Menschen ausgereiften Methodik entwickelt werden. Soweit aber teilweise der Versuch einer Übertragung auf den Menschen gemacht worden ist, haben sich die Interpositionsmethoden nicht bewährt. Tatsache ist jedenfalls, daß sich bisher mit Ausnahme der Fettlappeninterposition (LEXER, REHN, EDEN, BUNNELL, M. LANGE

u. a.) in der Praxis der Sehnenchirurgie keiner der ausgeführten Vorschläge durchsetzen konnte (A. N. WITT, 1951). Die Fettlappenplastik zum Gleitgewebsersatz läßt aber nur eine beschränkte Beweglichkeit zu (BUNNELL) und entspricht somit nur einem Teilerfolg.

Die *Mißerfolge der Interpositionstechnik* lagen darin begründet, daß es teils auf Grund von Reizwirkungen des Interpositionsmaterials erst recht zu fibrosierenden Reaktionen und damit zur Verwachsung, teils zu einer Beeinträchtigung der Sehnenheilung an der Nahtstelle kam.

Körpereigene Interpositionsstoffe führen vor allem durch nekrobiotische Vorgänge infolge ihrer Herauslösung aus dem nativen Ernährungszusammenhang, heteroplastische Gewebe durch zusätzliche Immunisierungsreaktion und alloplastische Stoffe durch chemische Fremdkörperreaktion zur Verwachsung, wobei selbst mikroskopische Rauhigkeiten der Interpositionsoberflächen die fibröse Verhaftung der Sehnen begünstigen. *Biochemisch reizlos* scheinen bei kritischer Sichtung der Literatur von den verwendeten Interpositionsstoffen nur Stahlfolie, Vitalliumröhren und Polyäthylenfolien zu sein.

Die bei der Umhülsung der Sehnen durch Interpositionsstoffe auftretende *Hemmung der Nahtheilung* ist zuerst von NAERVI und M. LANGE im Tierexperiment herausgestellt worden. M. LANGE hat deshalb schon 1929 die künstliche Umscheidung der Sehnen zur Verwachsungsverhütung als praktisch undurchführbar bezeichnet. GONZALEZ konnte aber 1949 beim Hund bei Umhülsung der Nahtstellen mit 2 cm langen Polyäthylenhüllen durch genügend lange Ruhigstellung und Sicherung der Sehnennähte durch zusätzliche Entspannungsnähte *trotz erheblicher Heilungsverzögerung schließlich doch eine feste Sehnenheilung erzielen.* Angeblich resultierte dabei auch eine gute Sehnenbeweglichkeit. Die am anatomischen Präparat durchgeführte Prüfung der Sehnenverschieblichkeit erscheint aber sehr fragwürdig, da die im Operationsbereich normalerweise bestehende Sehnenverschieblichkeit von 3 bis 4 mm Länge zu gering ist, um mit dem menschlichen Verschiebungsausmaß von mehreren Zentimetern vergleichbar zu sein. Photographische Belege der anatomischen Präparate und histopathologische Untersuchungen über die Sehnenheilung und Wiederherstellung der Gleitgewebsstrukturen wurden nicht vorgewiesen. ISELIN hat bei Umscheidung der genähten Fingerbeugesehnen mit Polyäthylenhüllen dagegen zwei Wochen post op. infolge Beeinträchtigung der Sehnenheilung wiederum *regelmäßig Nahtrupturen* erlebt und deshalb die Umhülsungstechnik aufgegeben. Um die Sehnenheilung zu gewährleisten, haben ISELIN und BUNNELL fortan im Bereich der Fingerbeugesehnenscheiden nur noch die einseitige Unterfütterung der Sehnen mit Polyäthylenfolien mit mäßigem Erfolg zur Anwendung gebracht.

Um einerseits eine Abschirmung der Sehne vor Verwachsungen und andererseits doch zugleich eine ausreichende Sehnentrophik zu gewährleisten, brachten ASHLEY, STONE, EDWARDS und SLOAN im Tierversuch und beim Menschen als letzte Entwicklung der Interpositionstechnik *Millipore-Material* zur Anwendung, das aus einem porösen Nylonmaschenwerk besteht, dessen Poren mit Gelatine gefüllt und nach Auffassung der Autoren so permeabel sind, daß eine ausreichende Ernährung der Sehnen durch Diffusion gegeben ist. Sie trafen die Feststellung, daß das Material keine nennenswerte Fremdkörperreaktion macht und daß die Sehnennähte innerhalb der Scheide nach drei bis vier Wochen geheilt waren. Im Tierversuch seien Verwachsungen vollständig verhindert worden, nur vereinzelt hätten Verwachsungen der Scheide mit

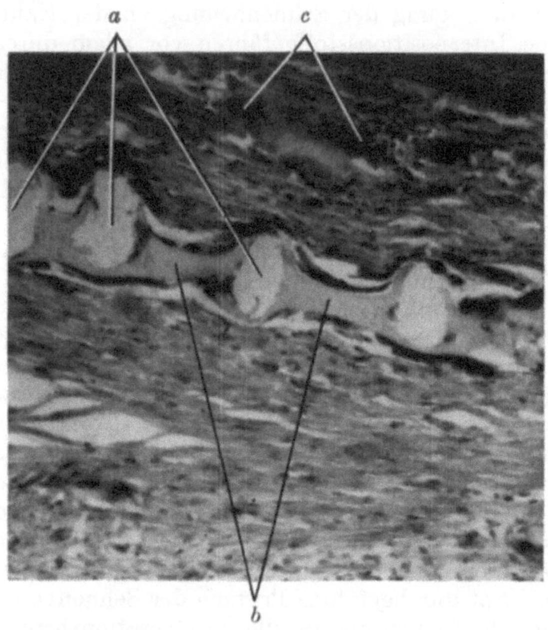

Abb. 3a. Histologisches Schnittbild bei Interposition einer künstlichen Millipore-Sehnenscheide (Abb. 6 der Arbeit von ASHLEY, STONE, EDWARDS und SLOAN). a Querschnitte der Nylonfäden des Netzgewebes; b Gelatinefilm in den Netzmaschen. — Das Oberflächenprofil des Interpositums ist mikroskopisch gewellt, wodurch es zu einer Verzahnung des eng anschließenden Sehnen- und Sehnenhüllgewebes kommt. Ein Gleitvorgang erscheint unmöglich. An der Oberfläche des Interpositums dichte Anlagerung von Fremdkörper-Riesenzellen. Progressive Fibroplastenwucherung in der weiteren Umgebung der künstlichen Sehnenscheide c

dem umgebenden Gewebe oder aber Adhärenzen zwischen Sehne und künstlicher Sehnenscheide vorgelegen. Bei den 29 Patienten, bei denen das Material gleichfalls Verwendung fand, hätten vergleichsweise relativ bessere Resultate erzielt werden können als bei einfachen Sehnennähten. In einigen Fällen mußten jedoch wegen ausgedehnter Verwachsungen Nachoperationen durchgeführt werden. Die histologischen Bilder zeigen u. E. jedoch eine beträchtliche Verzahnung der Sehne wie auch des umgebenden Gewebes mit dem nicht ganz glatten, sondern durch die Maschen gewellten Interpositionsmaterial, stellenweise das Durchwachsen von fibroplastischen Granulationen und im Bereich der Gelatine recht ausgeprägte Riesenzellreaktion (Abb. 3). Ein wirklicher Gleiteffekt scheint nach den Bildern nicht möglich. Die Funktion, die klinisch beobachtet wurde, kann nur einer Verschiebung der Sehne mit der Scheide und dem umgebenden Gewebe infolge dessen Verformbarkeit entsprochen haben. *Die jüngste Entwicklung der Interpositionstechnik ist damit bei kritischer Betrachtung noch nicht zu einer praktisch aussichtsreichen Methode ausgereift.*

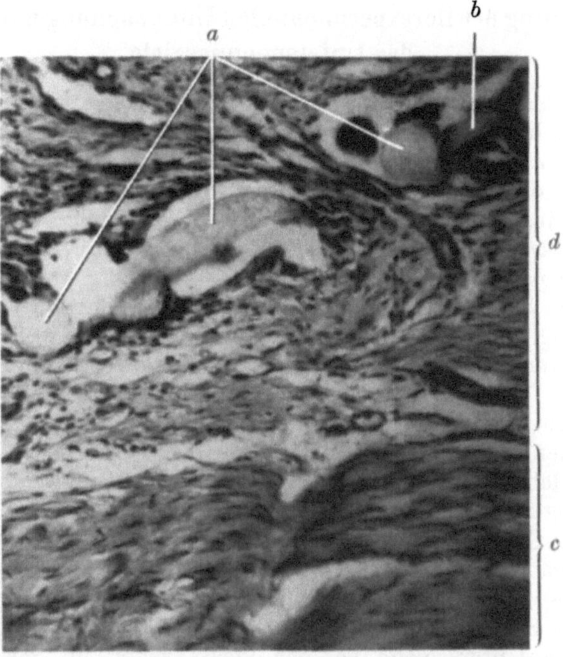

Abb. 3b. Penetration von fibroplastischem Granulationsgewebe durch die resorbierte Gelatine in den Milliporemaschen, damit direkte Verwachsung von Sehne und Sehnenhüllgewebe (Abb. 8 der Arbeit von ASHLEY u. Mitarb.). *a* Nylonnetzfasern; *b* Gelatinerest, umgeben von Fremdkörper-Riesenzellen; *c* Sehne; *d* fibroplastisches Granulationsgewebe

ISELIN hat aus der Hemmung der Sehnenheilung durch die Interpositionstechnik die Folgerung gezogen, daß das Problem der Sehnenregeneration einerseits und der Erhaltung der Sehnenbeweglichkeit andererseits wahrscheinlich nur zweizeitig zu lösen ist, nämlich durch primäres Anstreben einer festen Sehnenheilung unter Inkaufnahme der Verwachsungen und eine später nachfolgende *Tendolyse*. Die Lösung der Sehne aus ihren narbigen Verwachsungen ermöglicht doch oft mit Hilfe von Fettlappenunterfütterungen, völlige Sehnenblockierungen wieder einer Teilfunktion zuzuführen. Eine wirkliche Normalisierung der Funktion wird damit indessen bei den Verwachsungen der Fingerbeugesehnen nur selten erreicht.

Grundsätzlich ist damit das Verwachsungsproblem immer noch ungelöst. Der Ausspruch BUNNELLs, des großen Meisters der Handchirurgie, er stelle keine Hände wieder her, die zum Klavierspielen taugen, aber solche, die wieder eine Schaufel halten können, ist eine bescheidene Beschränkung auf das Mögliche, beinhaltet jedoch viel Resignation. Weitere Arbeit an dem Problem der Sehnenverwachsung ist daher notwendig.

D. Eigene Untersuchungen

I. Allgemeine Vorbemerkungen

a) Begründung der tierexperimentellen Untersuchung und Festlegung der Untersuchungsziele

Die teilweise widerspruchsvollen Anschauungen, die über die Pathologie der Sehnenverwachsungen herrschen, ließen es nötig erscheinen, das Problem unter definierten Bedingungen im Tierversuch zu studieren, zumal die Kenntnis der Verwachsungsvorgänge eine wesentliche Voraussetzung für alle Versuche zur Verwachsungsverhütung ist.

Hinsichtlich der Pathologie der Sehnenverwachsungen erschienen vor allem folgende Fragen prüfenswert:

1. Ob bei Sehnendurchtrennungen und -verpflanzungen die Sehnenverwachsung bei schonender gebräuchlicher Operationstechnik auch bei den gewählten Versuchstieren in gleicher Weise wie beim Menschen auftritt;

2. Welche pathogenetischen Faktoren die Verwachsung hauptsächlich bewirken;

3. In welcher Weise die Verwachsung vom Zeitpunkt der postoperativen Bewegungsaufnahme abhängt;

4. Ob die Sehnennaht oder die freie Sehnentransplantation einen größeren Verwachsungsanreiz ausübt;

5. Ob die Verwachsung tatsächlich ein maßgebliches und notwendiges Moment der Sehnenheilung ist;

6. Welche Unterschiede bei der Verwachsung im Sehnenscheidenbereich und im Paratenon bestehen;

7. Ob unter fortgesetzter Funktion eine Wiederherstellung der Gleitgewebsstrukturen nach ursprünglich erfolgter Verwachsung auftritt.

Im übrigen aber erschien es nötig, *im Tierexperiment nach künstlichen Möglichkeiten zur Verwachsungsverhütung zu suchen und sie, wenn möglich, zu einer auf den Menschen übertragbaren Methode zu entwickeln.* Zunächst hielten wir dabei eine Klärung des Gleiteffektes der Sehnen bei der allein klinisch einigermaßen bewährten Interpositionsplastik mit Fettlappen für angezeigt. Im übrigen erschien uns trotz der zahlreichen Mißerfolge und der von namhaften Autoren entwickelten Auffassung, daß die Interpositionsmethoden durch Beeinträchtigung der Sehnenheilung grundsätzlich zum Scheitern verurteilt seien, die *Interpositionstechnik für ausbaufähig.* Auf Grund des Literaturstudiums wurde aber nur einwandfrei glattes und chemisch reizloses, nicht resorbierbares Interpositionsmaterial als aussichtsreich erachtet, wobei heute insofern günstigere Voraussetzungen vorliegen, als gegenüber den teilweise schon vor Jahrzehnten durchgeführten Versuchen nun moderne Kunststoffe zur Verfügung stehen, die diese Bedingungen erfüllen. Unsere Bestrebungen wurden vor allem deswegen in die Richtung der *Alloplastik* gelenkt, weil wir bei früheren Untersuchungen der Verhältnisse bei Arthroplastik-Gelenken mit Polyacrylharz-Endoprothesen an der Fremd-

körperoberfläche eine heterotope Neubildung synovialer Gewebsstruk-
turen beobachten konnten (Mittelmeier u. Singer) und uns damit
eine plastische Regeneration natürlicher Gleitgewebe in Aussicht gestellt
schien.

b) Zur Wahl der Schafe als Versuchstiere und Durchführung der Versuche

Der Wert eines biologischen Versuches, dessen Ziel die Übertragung
der Ergebnisse auf den Menschen ist, steht und fällt mit der Vergleich-
barkeit der Verhältnisse zwischen dem Menschen und dem gewählten
Versuchstier.

Die meisten älteren Versuche an Sehnen sind an der Achillessehne von Kaninchen
durchgeführt worden. Dieses Untersuchungsobjekt erschien aber für die vorliegenden
Fragestellungen nicht ausreichend. Operationen innerhalb von Sehnenscheiden aber
scheiden beim Kaninchen wegen der Kleinheit der Verhältnisse von vornherein aus.
Auch den Hund sahen wir als Versuchstier wenig geeignet an. H. Hueck hat mitgeteilt, daß es wegen des unruhigen Verhaltens dieser Tiere bei 23 Sehnennaht-
versuchen noch während der Verbandsperiode 21mal zur Nahtruptur kam. Auch
versuchen Hunde, sich des Gipsverbandes zu entledigen, was bei Sehnenoperationen,
die eine gewisse Ruhigstellung verlangen, technische Schwierigkeiten mit sich bringt.

Am geeignetsten wäre zur Untersuchung der vorliegenden Probleme der anthro-
poide Affe, da bei ihm an den Fingerbeugesehnen praktisch gleichartige Gegebenheiten wie beim Menschen bestehen. Auch handelt es sich bei der Affenhand um ein
Greiforgan wie beim Menschen, im Gegensatz zu den meisten übrigen höherdifferen-
zierten Säugetieren, bei denen noch alle Extremitäten zum Laufen dienen. Aus
wirtschaftlichen Gründen lag jedoch die Durchführung einer Versuchsserie bei
Affen außerhalb der gebotenen Möglichkeiten.

Nach Orientierung über die Sehnenverhältnisse an den Extremitäten
der Haustiere entschlossen wir uns, die Versuche bei *Ziegen und Schafen*
durchzuführen, die bei gleichartiger Anatomie an den Gliedmaßen lange
Sehnen von der Stärke der menschlichen Hand- und Fingersehnen auf-
weisen, annähernd entsprechende Sehnenscheiden und auch eine ausreichende Bewegungsexkursion von mehreren Zentimetern Länge besitzen.

Nach den ersten Untersuchungen mußten wir aber feststellen, daß
die *Ziege ein biologisch sehr empfindliches, neuropathisches Tier* ist, das
nach operativen Eingriffen durch Anorexie, Apathie und Verdauungs-
störungen erhebliche Schwierigkeiten bereitet. *Die Schafe verhielten sich
bei den Operationen dagegen ruhig und zeigten auch postoperativ keine
nennenswerten Allgemeinstörungen*, so daß wir fortan nur noch Schafe
verwendeten.

Insgesamt wurden für die Versuche 4 Ziegen und 13 Schafe, zusammen also *17 Tiere*, herangezogen*.

Um die biologische Gleichartigkeit der Tiere zu gewährleisten, wurden ausschließlich ausgewachsene männliche Tiere, überwiegend von der Rasse des schwarz-
köpfigen Fleischschafes, verwendet. Bei den Fettlappenplastiken kamen aus noch
darzulegenden Gründen weibliche Karakul-Breitschwanzschafe zur Anwendung.

---

* Für die veterinärmedizinische Beratung und stetige praktische Hilfsbereit-
schaft bin ich den wissenschaftlichen Assistenten des Instituts für Tierzucht und
Erbpathologie der Freien Universität Berlin, Herrn Dr. K. H. Kolb und Herrn
Dr. Lüders, zu bleibendem Dank verpflichtet.

Zur Vereinheitlichung der Versuchsbedingungen wurden die Experimente *ausschließlich an den hinteren Extremitäten* durchgeführt, wofür auch maßgebend war, daß die Tiere nach veterinärärztlicher Ansicht beim Aufstehen und Legen durch Ausfall der hinteren Extremitäten weniger beeinträchtigt sind, als nach Operationen an den vorderen Gliedmaßen. Einige Tiere wurden nacheinander an beiden Hinterläufen operiert.

Die Operationen wurden unter den Kautelen strengster Asepsis nach Prämedikation mit Dominal forte i. m. in *lumbaler Periduralanaesthesie* durchgeführt, da Wiederkäuer gemäß tierärztlicher Erfahrung bei Allgemeinnarkose zu schweren funktionellen Störungen des Magen-Darmtraktes mit oft letalem Ausgang neigen. Bei einwandfreier Injektionstechnik setzte gewöhnlich wenige Minuten nach Verabfolgung von 10 bis 20 cm³ *einprozentiger Xylocain-Lösung* eine Erschlaffung und Anaesthesie der hinteren Gliedmaßen ein, die für etwa $1\frac{1}{2}$ Stunden anhielt. In dem wirksamen Zeitraum konnten teilweise bis zu sieben Sehnen operiert werden. Die Muskulatur behält während der Wirkung des Anaestheticums nur einen leichten federnden Tonus bei, der die Ausführung von Sehnennähten nicht behindert. Bei einem Fall kehrte die motorische Innervation vor Beendigung der Operation zurück, wodurch es noch intra operationem sichtbar zur Nahtruptur mehrerer Sehnen kam, was absichtlich nicht mehr korrigiert wurde und zu sehr interessanten Versuchsergebnissen führte, wie noch mitgeteilt wird.

Bemerkenswert erscheint noch, daß wir von der Verwendung der *Blutleere Abstand nehmen* mußten, da das Anbringen einer pneumatischen Manschette am Oberschenkel der Tiere wegen der anatomischen Verhältnisse nicht möglich war. Auch die Beobachtung des Operationsfeldes bei erhaltener Blutzirkulation ergab für die Pathogenese der Sehnenverwachsungen wichtige Befunde.

Die *postoperative Ruhigstellung* der operierten Extremitäten erfolgte für die vorgesehene Zeit im gepolsterten Gipsverband.

Wegen der anatomischen Verhältnisse, nach denen der Oberschenkel schon fast im Rumpf der Tiere liegt, konnte der Gipsverband nur bis zum Kniegelenk hochgezogen werden. Zur Sicherung des Gipsverbandes wurde teilweise am Fersenbein ein Transfixationsdraht angelegt.

Ein Abfressen des Gipsverbandes wurde bei den Schafen nicht beobachtet.

Von einer prophylaktischen Anwendung antibiotischer Mittel zur Verhütung der Wundinfektion sahen wir ab, um eine eventuell auftretende Infektion sicher erkennen zu können und latente, durch Antibiotica unterdrückte Infekte mit ihren Entzündungsprozessen und Verwachsungen nicht fälschlicherweise als Folge der jeweils eingeschlagenen Operationstechnik zu werten. Erfreulicherweise kam es, von einer lokalen Bohrlochosteomyelitis am Transfixationsdraht im Calcaneus abgesehen, zu keiner Wundinfektion.

Die *Tötung der Tiere* erfolgte mit Bolzenschuß, wobei es sich als nötig erwies, die operierten Gliedmaßen sofort im Bereich des Oberschenkels bis auf den Knochen zu durchtrennen, um Rupturen der Sehnennähte durch die bald nach dem Bolzenschuß einsetzenden üblichen tonisch-klonischen Krämpfe zu vermeiden.

Erfreulicherweise ist zu berichten, daß wir bei den Versuchen kein Tier durch Komplikationen verloren haben bzw. vorzeitig notschlachten mußten.

Die *gewonnenen Extremitäten* wurden im eigenen histologischen Laboratorium unserer Klinik *anatomisch und histologisch untersucht.*

c) Normale und funktionelle Anatomie der Sehnenverhältnisse am Hinterlauf des Schafes

Die experimentelle Bearbeitung von Sehnenproblemen bei einem Versuchstier setzt ein genaues Studium der normalen anatomischen Verhältnisse des vorgesehenen Operationsbereiches voraus. Im Hinblick auf die Erzielung funktioneller Ergebnisse ist es wichtig, auch die normale Funktionsweise des Sehnenapparates festzulegen.

Das ist nicht nur für einen mit dem Menschen vergleichbaren Versuchsansatz, sondern auch als Maßstab für die erzielten Ergebnisse wesentlich. Unter Zugrundelegung der Darstellung von H. GRAU wurden deshalb vor Beginn der Versuche die normale Anatomie und Histologie des Muskelsehnenapparates und seiner Gleitwege sowie deren Funktionsweise an Hand von vier Extremitäten eingehend studiert und die in der veterinärmedizinischen Anatomie niedergelegten Befunde, soweit bislang unbekannt und für unsere Versuche bedeutungsvoll, entsprechend ergänzt.

Prinzipiell entspricht die Anatomie des Skelets, der Muskeln, Sehnen, Sehnenscheiden und Sehnenscheidenbänder bei den Ziegen und Schafen dem *Gesamtbauplan der Wiederkäuer*. Im Unterschied zum Menschen ist wichtig hervorzuheben, daß es sich bei den Wiederkäuern um Zehenspitzengänger handelt, bei denen die Zehen bis auf zwei Strahlen (3. und 4. Strahl) zurückentwickelt sind, das Sprunggelenk im wesentlichen nur noch eine Scharnierbeweglichkeit im Sinne der Dorsal- und Plantarflexion besitzt und die Bewegung der Gliedmaßenteile des Hinterlaufes durch das Muskel-Sehnen-System wie auch neurologisch so gekoppelt ist, daß sich die Gelenke der Extremität im wesentlichen gleichphasig beugen und strecken, wobei die Beugung benachbarter Gelenke wechselseitig in entgegengesetzter Richtung erfolgt.

Diese *alternierende Bewegungskoppelung* benachbarter Gelenke ist für die Durchführung von Experimenten am Sehnenapparat von großer Bedeutung. Die passive Entspannung eines Sehnenmuskelzuges an der Konkavseite eines Gelenkes ist nämlich damit zwangsläufig mit einer gleichzeitigen passiven Anspannung am Nachbargelenk verbunden, wo die Sehne auf der Konvexseite liegt. Die beim Menschen mögliche Entspannung von Sehnennähten durch gleichsinnige Beugung benachbarter Gelenke ist damit beim Wiederkäuer praktisch undurchführbar. *Der tonisch-dynamische, die Sehnennaht gefährdende Muskelzug kann deshalb bei den Tieren durch den ruhigstellenden Gipsverband nicht ausgeschaltet werden, so daß die Gefahr der Nahtruptur sehr groß ist.* Andererseits kann darin aber bereits in der normalen Anatomie der Sehnenmechanik eine *natürliche Belastungsprobe für die Reißfestigkeit der Regenerate an der Nahtstelle* gesehen werden. Sehnennähte, die diese Belastung nach Freigabe von Bewegungen überstehen, können deshalb ohne weitere physikalische Prüfungen als zuverlässig fest geheilt gelten. Wegen der automatischen Gelenkkoppelung wirken sich Sehnenverwachsungen an der Wiederkäuergliedmaße aber nicht nur hemmend auf die Beweglichkeit der von den verwachsenen Sehnen bewegten Gelenke, sondern auch auf die übrigen Gelenke der Gliedmaße aus. Die Wiederkäuerextremität ist damit in ihrer gesamten Bewegungsmechanik funktionsgestört und darum ein *guter Indikator* für die wieder erlangte Bewegungsfähigkeit experimentell traumatisierter und operierter Sehnen.

Für die speziellen Verhältnisse beim Schaf erscheint wesentlich, daß sowohl das *Subcutangewebe* als auch das *subfasciale Gleitgewebe* an den Extremitäten außerordentlich fettarm sind, so daß die Verschiebung der Haut über der Fascie wie auch der Muskeln und Sehnen in den subfascialen Logen vor allem auf der Funktion der hochdifferenzierten *elastischen Verschiebegewebe* beruht. Damit ist eine Vortäuschung der experimentellen Erhaltung oder Wiederherstellung funktionstüchtigen Gleitgewebes durch die Verformbarkeit des Fettgewebes bei in Wirklichkeit doch erfolgter Verwachsung des Gleitgewebes ausgeschlossen. Die Fascie, die die Muskulatur im Bereich des Unterschenkels bedeckt, ist allerdings so elastisch, daß sie bei Erhaltung der Eigenstruktur, d. h. ohne grobe Vernarbung, im Falle der Verwachsung des subfascialen Gleitgewebes nach Traumen und Operationen doch noch eine gewisse, wenngleich eingeschränkte Muskel-Sehnen-Verschiebung zuläßt. Im Bereich des Fußes ist die über den Sehnen ausgebreitete Fascie dagegen wenig elastisch, so daß hier *Verwachsungen des Sehnengleitgewebes durch die Fascie nicht kompensiert werden können*, und der damit verbundene Funktionsverlust sowohl klinisch als auch am anatomischen Präparat deutlich wird. Auch diese Verhältnisse lassen die Schafextremität als sehr geeignetes Versuchsobjekt im Hinblick auf die Wiederherstellung tatsächlich funktionsfähiger Gleitgewebsverhältnisse erscheinen.

Die *Muskulatur* beschränkt sich fast ausschließlich auf den Unterschenkelbereich. An der Vorderseite (sogenannte Streckseite) ist der *M. tibialis anterior* gegenüber den menschlichen Verhältnissen relativ klein. Sein Muskelbauch wird größtenteils von dem hier am kräftigsten ausgebildeten *M. peroneus tertius* überlagert, der auch seine Sehne umhüllt und im wesentlichen in Verlauf und Funktion als wichtigster Fußheber dem Tibialis anterior des Menschen entspricht (Abb. 4). Seine Sehne ist gut bleistiftdick und strahlt, sich verbreiternd, medial auf den Tarsus ein. Der Muskelbauch überdeckt teilweise auch den lateral von ihm liegenden doppelköpfigen *M. extensor digitorum longus*, der zwei eng nebeneinander liegende und etwa gleich dicke, in ihrer Stärke den menschlichen Fingerbeugesehnen entsprechende Sehnen abgibt. Die aus dem tiefen Muskelkopf entspringende Sehne verläuft medial, an die Peroneus-tertius-Sehne eng angelagert, und strahlt auf die Streckaponeurose der medialen Zehe ein; sie entspricht vergleichend-anatomisch der Strecksehne des dritten Strahles und wird im folgenden aus Vereinfachungsgründen als *Extensor-digitorum-medialis-Sehne* bezeichnet. Die aus dem oberflächlichen Kopf entspringende Sehne verläuft in der Mittellinie der Extremität distalwärts und ist der vorgenannten Extensor-digitorum-medialis-Sehne so eng angelagert, daß man beide fast als gedoppelte Sehne ansprechen könnte. In Höhe des Zehengrundgelenkes teilt sie sich jedoch in zwei Schenkel, die in die Streckaponeurose beider Zehen einstrahlen; sie wird im folgenden deshalb als *Extensordigitorum-communis-Sehne* bezeichnet. Der am Unterschenkel lateralwärts des doppelköpfigen Zehenstreckmuskels folgende Muskel ist der *Fibularis longus*, dessen Sehne weiter lateralwärts zieht und distal des Sprunggelenkes an der Plantarseite des Tarsus in einer Knochenrinne medialwärts verläuft. Sie hat neben pronatorischer Wirkung vor allem eine Dorsalflexionsfunktion für das Sprunggelenk. Lateral dieses Muskels liegt der *M. extensor digitorum IV proprius*, der an der Außenseite des Sprunggelenkes durch ein Retinaculum gehalten wird, sich dann aber medialwärts wendet, den Fibularis longus unterkreuzt und sich dann dem Verlauf der beiden übrigen bereits genannten Zehenstrecksehnen anschließt, um in die Streckaponeurose der lateralen Zehe einzustrahlen; er wird im folgenden als *Extensor digitorum lateralis* bezeichnet.

Sämtliche der genannten Muskeln verlaufen im Sprunggelenksbereich in *Sehnenscheiden*, die prinzipiell vollkommen den menschlichen Sehnenscheiden an der Streckseite des Sprunggelenkes entsprechen.

Die Sehne des Peroneus tertius, die die Tibialis-anterior-Sehne in sich einschließt, und die Sehnen des Extensor digitorum medialis und communis bilden dabei eine gemeinsame Scheide, die im Bereich des Peroneus tertius etwa 7 cm, im Bereich der Zehenstrecksehnen etwa 10 cm lang ist. Nur im distalen Abschnitt liegt zwischen dem Peroneus tertius und den beiden Zehenstreckern eine zarte

Trennfalte vor. 3 bis 5 cm oberhalb des Sprunggelenkes werden die beiden Zehenstrecksehnen des Extensor digitorum longus (genannt Medialis und Communis)
zusammen mit der Sehne des Peroneus tertius auch von einem gemeinsamen, 1,5
bis 2 cm breiten, sehr kräftigen *Ringband* umschlossen. Etwa 2,5 bis 3,5 cm
unterhalb des Sprunggelenkes läuft über die beiden Zehenstrecksehnen schräg

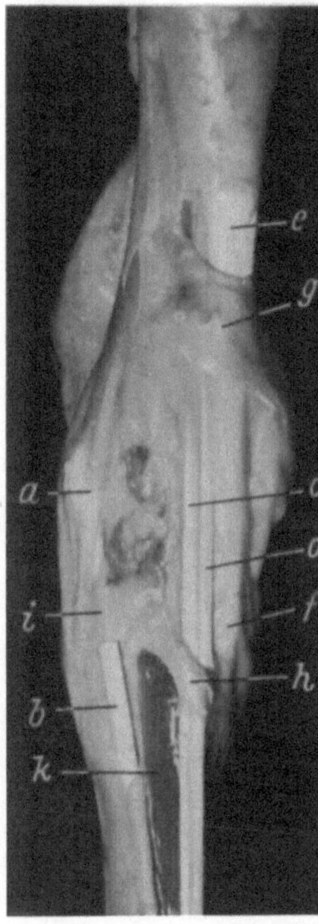
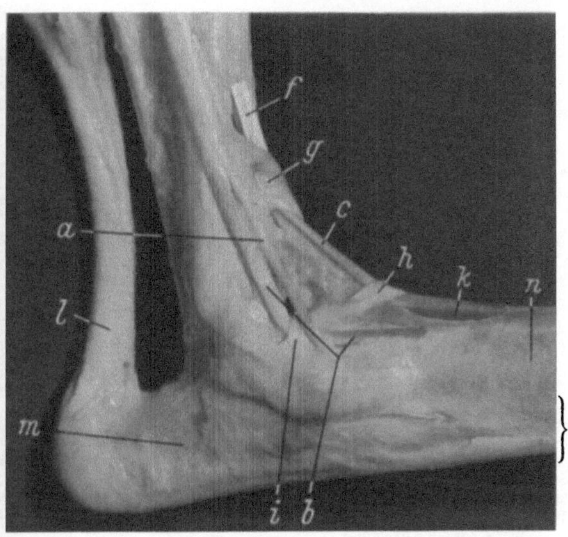

Abb. 4 b

Abb. 4 a u. b. Normale anatomische Sehnenverhältnisse am rechten
Sprunggelenk des Schafes. Sehnen durch Exzision der Sehnenscheiden bis auf die Ringbänder freigelegt. a) Situs von vorn. *a* Fibularis
longus; *b* Extensor dig. lat.; *c* Extensor dig. comm.; *d* Extensor dig.
med.; *e* Peroneus tertius; *f* Ansatz des Peroneus tertius; *g* proximales Ringband (für *c, d, e*); *h* distales Ringband (für *c, d*); *i* Ringband
(für *b*); *k* Musc. ext. dig. brev.; *l* Achillessehne und Sehne des
Flexor dig. superfic. (in gemeinsamer Hülle); *m* Calcaneus; *n* Metatarsus; *o* fibröses Fach für Zehenbeugesehnen. — b) Situs von lateral

Abb. 4 a

auch noch ein zweites, 1 cm breites Ringband hinweg. Die lateral liegenden Sehnen
des Fibularis longus und Extensor digitorum lateralis haben je eine eigene etwa
6 bzw. 8 cm lange Sehnenscheide. Sie verlaufen dabei in einem *fibrösen Fach*, der
Extensor digitorum lateralis von einem kräftigen Ringband gehalten. Die proximalen und distalen *Recessus* der Sehnenscheiden reichen bei allen Sehnen in
typischer Weise proximal bzw. distal über die Ringbänder hinaus. Die Synovialis
zeigt hier eine zarte Faltenbildung, die proximal- und distalwärts in das *Paratenon*
übergeht, das vor allem gegen die Muskelbäuche hin sehr zart und hochgradig
elastisch ausziehbar ist. Es besteht fast ausschließlich aus einem Netzwerk
elastischer Fasern, die in mucoide Grundsubstanz eingelagert sind.

Besondere Bedeutung haben für die unternommenen Versuche die
Mesotena der Sehnenscheiden.

Das *Mesotenon* des Peroneus tertius ist durchlaufend als zarte Falte ausgebildet
und etwa 3 cm elastisch ausziehbar. Das Mesotenon des Extensor digitorum medialis
und communis ist bis auf ein gemeinsames proximales und teilweise distales sogenanntes *Vinculum triangulare* und wenige, für jede Sehne getrennte gefäßführende
elastische Verbindungsstränge, sogenannte Vincula filiformia reduziert, die maximal
2,5 bis 3 cm ausziehbar sind (Abb. 4c). Die Mesotena des Extensor digitorum

lateralis und Fibularis longus sind teilweise lückenhaft, beim ersteren 2,5 cm, beim letzteren etwa 2 cm ausziehbar.

Wesentlich sind für die durchgeführten Versuche weiterhin die normalen Bewegungsexkursionen der Sehnen:

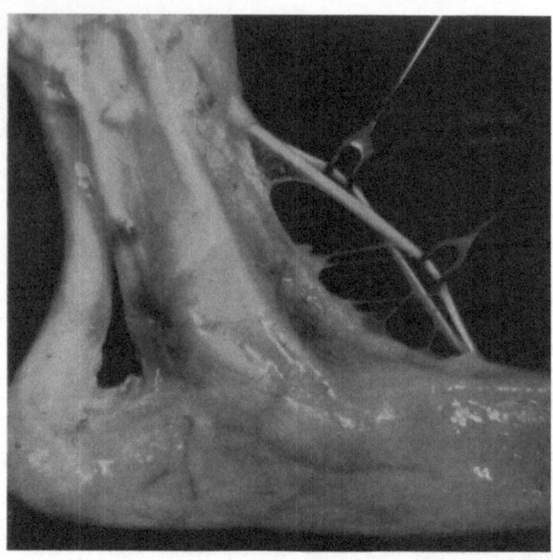

Abb. 4c. Das Mesotenon der Zehenstrecksehnen (Ext. dig. comm. u. med.) ist normalerweise bis auf ein zartes Vinculum triangulare im Sehnenscheidenrezessus und wenige Vincula filiformia zurückgebildet. Es läßt sich maximal [etwa 2,5 cm ausziehen

Die *maximale Verschiebungsgröße* der bisher angeführten Sehnen beträgt bei passiver proximaler und distaler Verschiebung im physiologisch vorgezeichneten Rahmen beim Peroneus tertius (einschließlich Tibialis anterior) 3,5 cm (am oberen Ringband gemessen), beim Extensor digitorum medialis und communis 5 cm. Wegen der bereits erörterten Gelenkkoppelung ist der physiologische Verschieberaum der Sehne jedoch geringer und beträgt für diese beiden Zehenstrecksehnen etwa 4 cm, wenn die Bewegungen im Sprung- und in den Zehengelenken gekoppelt verlaufen. Die Exkursionsfähigkeit der Fibularis-longus-Sehne beträgt wegen ihrer Nähe zur Sprunggelenksachse nur etwa 2 cm, die des gleichfalls achsennah retinierten Flexor digitorum lateralis etwa 3 cm. Unterhalb des distalen Ringbandes beträgt die Exkursionsweite der drei Zehenstrecker bei maximaler Plantar- und Dorsalflexion der Zehen gemeinsam etwa 1,75 cm.

Unterhalb des distalen Ringbandes liegt ein kleiner, dreieckig gestalteter *M. extensor digitorum brevis*, der in dem Raum zwischen lateraler und gemeinsamer Zehenstrecksehne liegt und an die letztere heranzieht. Er unterstützt den gemeinsamen Zehenstrecker in seiner Aktion.

Wesentlich erscheint noch für die Kenntnis der Strecksehnenfunktion, daß der gemeinsame und laterale Zehenstrecker unterhalb des Extensor digitorum brevis und oberhalb des Zehengrundgelenkes durch eine schräg verlaufende *Junctura tendinium* verbunden sind, mit der der Extensor digitorum communis imstande ist, auf den distalen Teil der Extensor-lateralis-Sehne einzuwirken.

Für die durchgeführten Untersuchungen ist weiterhin eine Betrachtung der Achillessehne und der Zehenbeugesehnen von Bedeutung, weil auch hier Experimente durchgeführt wurden.

Der *Triceps surae* ist beim Schaf sehr kräftig ausgebildet und strahlt mit etwa 10 cm langer Achillessehne von der Stärke eines kräftigen Schreibstiftes auf das Tuber calcanei ein. Die Achillessehne weist dabei eine Exkursionsfähigkeit von 8 bis 9 cm gegenüber einem Fixpunkt auf, wenn das Sprunggelenk aus maximaler

Dorsalflexion in maximale Plantarflexion überführt wird. Die Verschiebung in dem subfascialen Gleitlager ist jedoch wesentlich geringer, da sich die Fascie, in deren Wand elastische Faserschichten eingewoben sind, bei Muskelanspannung gleichsinnig verkürzen kann. Gleiches gilt für die darüber liegende Haut, die gleichfalls eine erhebliche Elastizität aufweist. Präparativ kann die Fascie, die die Achillessehne umhüllt, etwa 3 bis 4 cm gegen die Sehnenoberfläche verschoben werden. Das Gleitgewebe besteht aus einem hochdifferenzierten geschichteten elastischen Fasernetz.

Bemerkenswert ist jedoch im Unterschied zum Menschen, daß am Unterschenkel des Schafes zwei lange Zehenbeuger vorliegen, während eine kurze Zehenbeugemuskulatur im Bereich des Tarsus fehlt. Der *Flexor digitorum profundus* entspricht in seinem Verlauf annähernd den menschlichen Verhältnissen und zieht an der Medialseite der Fußwurzel in einer fibrös umscheideten Knochenrinne zur Plantarseite des Tarsus, um an der Endphalanx der Zehen zu enden. Der *Flexor digitorum superficialis* hat einen höchst eigentümlichen Verlauf, indem seine Sehne von der Medialseite her auf die Streckseite der Achillessehne zieht und durch eine Knochenrinne an der Rückseite des Tuber calcanei zum Tarsus gelangt, um hier die tiefe Beugesehne zu decken und mit zwei Zipfeln auf die Mittelphalanx der Zehen einzustrahlen. *Die Achillessehne und die ihr oberhalb des Calcaneus eng anliegende Flexor-superficialis-Sehne bewegen sich bei der gekoppelten Gelenkbewegung der Gliedmaße gegensinnig;* während bei Dorsalflexion des Sprunggelenkes die Achillessehne mit dem Tuber calcanei distalwärts gezogen wird, läuft die Superficialis-Sehne infolge gleichzeitiger Kontraktion ihres Muskels bei der Zehenbeugung über dem Tuber calcanei proximalwärts wie über eine Rolle hinweg. Zwischen Achillessehne und Tuber calcanei einerseits sowie der Superficialis-Sehne andererseits ist deshalb ein *Gleitbeutel* ausgebildet. Im Zehenbereich besitzen die Zehenbeugesehnen eine gemeinsame *Sehnenscheide für jeden Zehenstrahl* mit drei Ringbändern, so daß hier die Verhältnisse sehr denen am Finger des Menschen entsprechen, zumal der Profundus als Perforans durch die Sehnenzipfel des Superficialis (Perforatus) hindurchläuft. Im Bereich des Mittelfußes verlaufen die beiden Beugesehnen aber in einem osteofibrösen Fach, das keinen Scheidenhohlraum aufweist, sondern in dem die Gleitung durch ein Paratenon erfolgt.

Bemerkenswert ist noch, daß die Superficialis-Sehne der Zehenbeuger im Bereich des Tuber calcanei mit retinaculaähnlichen Zügeln an den Seiten des Calcaneus so fixiert ist, daß diese den Verlauf der Sehne in der Knochenrinne des Tuber calcanei sichern, ohne die Sehnengleitung zu beeinträchtigen. Auch erscheint noch der Hinweis nötig, daß von den tiefen Beugesehnen und ihrem Sehnenscheidenfach Verstärkungszüge auf den Metatarsus einstrahlen, die als *passive Haltesehnen beim Stehen* dienen und die Dorsalflexion (Überstreckung) der Zehen begrenzen. Sie ersparen dem Tier beim Stehen auf den Zehen aktive Haltearbeit.

Die Exkursionsfähigkeit der tiefen Beugesehne der Zehen beträgt im Mittelfußbereich etwa 2 cm, die der oberflächlichen Beugesehne etwa 1,5 cm.

Die Ähnlichkeit der Verhältnisse der Zehensehnenscheiden mit den Fingersehnenscheiden des Menschen würde dazu anreizen, experimentelle Untersuchungen zur Verhütung der Sehnenverwachsung nach Traumen und Operationen vor allem hier durchzuführen. Es erscheint hier jedoch bei einem Stall- und Pferchtier wie dem Schaf, praktisch unmöglich, bei der Operation und während der Heilzeit einwandfrei aseptische Wundverhältnisse herzustellen, wie sie für Operationen an der Sehne unerläßliche Voraussetzung sind. Wir haben deshalb unsere *Versuche hauptsächlich auf die Sehnenscheiden an der Vorderseite des Sprunggelenkes sowie die Versuche im Bereich des Paratenon auf Operationen an der Achillessehne und die Zehenbeugesehnen am Metatarsus ausgerichtet.*

Die enge topographische Zusammendrängung der Sehnen im Bereich des Sprunggelenkes ermöglichte es dabei, mit einem einzigen von lateral oben nach medial unten verlaufenden Schnitt von 12 bis 14 cm Länge die Achilles- und Flexor-digitorum-superficialis-Sehne oberhalb des Fersenbeines (Paratenon) sowie die Sehnen des Fibularis longus, Flexor digitorum lateralis, communis und medialis sowie des Peroneus tertius (mit eingeschlossener Tibialis-anterior-Sehne) gleichzeitig anzugehen.

Damit ergab sich am gleichen Versuchstier unter rationeller Einsparung von Tieren und Zeit die *Möglichkeit des Serienversuches in einer operativen Sitzung.* Zugleich konnte dadurch eine *größere Zahl von Beobachtungen unter den gleichen biologischen Heilbedingungen gemacht werden.*

II. Grundversuche über die Pathologie der Sehnenverwachsungen nach experimenteller Sehnendurchtrennung, Sehnennaht und -verpflanzung bei gebräuchlicher Operationstechnik

Um die Pathologie der gewöhnlichen posttraumatischen und postoperativen Sehnenverwachsung und ihre noch offenen Fragen unter den Kautelen der derzeit gebräuchlichen Sehnenchirurgie ohne Interposition studieren und mit der vorgesehenen Interpositionstechnik vergleichen zu können, wurden zunächst an vier Tieren Grundversuche durchgeführt. Sie bestanden in der Schaffung unversorgter Sehnendurchtrennungen, der Ausführung primärer End-zu-End-Nähte mit Oxycyanatseide (F. LANGE) vorwiegend nach der verbreiteten Kirchmayr-Technik, des Sehnenersatzes bzw. der Defektüberbrückung durch freie Sehnentransplantate und Durchführung sogenannter absteigender Sehnenverpflanzungen, wie sie in der Orthopädie zur Versorgung von Lähmungszuständen wichtig sind.

Das operative Vorgehen war im einzelnen bei den Grundversuchen einheitlich wie folgt:

Durchtrennung und Naht der Achilles- und der Flexor-digitorum-superficialis-Sehne 4 bis 5 cm oberhalb des Tuber calcanei sowie der Peroneus-tertius-Sehne innerhalb der Sehnenscheide knapp unterhalb des Ringbandes; Schaffung einer 10 cm langen über den Sehnenscheidenbereich hinausreichenden Defektlücke in der Sehne des Extensor digitorum communis, Defektüberbrückung durch ein gleich langes freies Transplantat aus der benachbarten Extensor-digitorum-medialis-Sehne, deren Stümpfe im Paratenon unversorgt blieben. Die Vernähung des freien Transplantates erfolgte außerhalb des Sehnenscheidenbereichs ober- bzw. unterhalb der Ringbänder. Die Sehne des Fibularis longus wurde in Sprunggelenkshöhe durchtrennt, der proximale Stumpf aus dem Sehnenscheidenfach herausgezogen und auf den distalen Stumpf der knapp oberhalb ihres Ringbandes gleichfalls durchtrennten Extensor-digitorum-lateralis-Sehne verpflanzt. Der proximale Stumpf der Extensor-digitorum-lateralis-Sehne und der distale Stumpf der Fibularis-longus-Sehne blieben unversorgt in ihren Sehnenscheidenfächern liegen.

Nach dem Vorgehen von A. N. WITT wurde am Peroneus tertius die Sehnenscheide bis auf die unerläßlichen Ringbänder abgetragen, so daß die Deckung der operierten Sehnen hier nur mit dem elastischen subcutanen Verschiebegewebe erfolgte. Im übrigen wurden die Wundränder der eröffneten Sehnenscheiden locker adaptiert und wieder verschlossen. Abschließend Naht der Subcutis mit Catgut und Seidenknopfnaht der Haut. Entsprechend der allgemein anerkannten Tatsache, daß das operative Trauma und die Blutung die postoperative Sehnenverwachsung fördern, wurde auf *größtmögliche Gewebsschonung und sorgfältige Blutstillung* geachtet.

Im übrigen wurden die Grundversuche durch *Abstufung der Gipszeit* darauf ausgerichtet, die wesentliche Streitfrage nach dem optimalen Zeit-

punkt der Bewegungsaufnahme zu prüfen und den *Einfluß der Sehnen-
bewegung auf die Wiederherstellung des Gleitvermögens* festzustellen. Nach
Beobachtung der Verhältnisse wenige Tage nach der Operation beschränk-
ten wir uns, um vergleichbare Endergebnisse zu erhalten, hauptsächlich
auf die Befunderhebung 5 Wochen post operationem.

a) Sofortmobilisierung

Bei dem erstoperierten Tier (Tier Nr. 1) war ursprünglich ein Mobilisierungs-
beginn nach einer Woche vorgesehen. Da das Tier aber bereits am folgenden Tage
den noch nicht durch einen Transfixationsdraht gesicherten Gipsverband abgestreift
hatte, war es hinsichtlich des Mobilisierungsbeginns unfreiwillig zu einer „Sofort-
behandlung" gekommen. Unmittelbar nach Feststellung dieses Ereignisses mußte
bereits eine Nahtruptur der Achillessehne und der Flexor-superficialis-Sehne in
Form einer tastbaren Dehiszenz konstatiert werden; eine Ruptur der übrigen
Sehnen war nach dem passiven Bewegungsbefund anzunehmen.

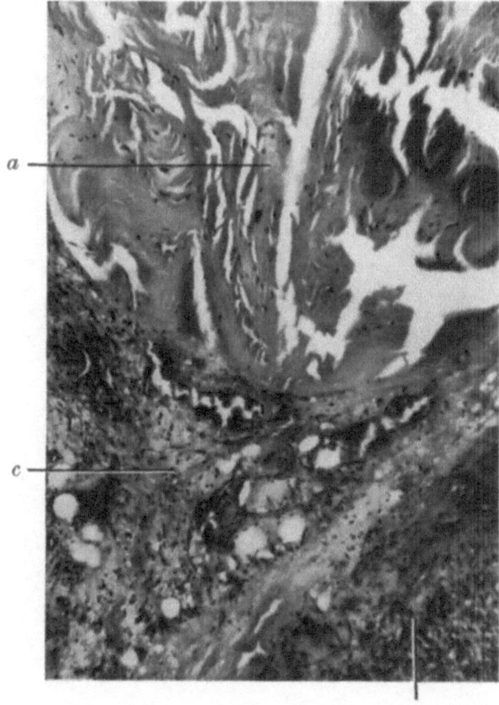

Abb. 5a. Experimentelles Sehnen- und
Gleitgewebstrauma vier Tage post op.
(Achillessehne, Längsschnitt. Paraff.,
HE. 120mal). *a* Sehnenstumpf mit teil-
weisem nekrobiotischen Kernverlust,
Zerreißlichkeit des Fasergewebes; *b*
Hämorrhagisches Ödem des Paratenon
mit starker mesenchymaler Zellwucherung; *c* Blutfibringerinnsel in der Dehiszenzlücke zwischen den Stumpfenden mit reichlich aus dem Paratenon
eingesproßten Histiocyten, Fibroblasten und neugebildeten Gefäßen

Unter den gegebenen Umständen wurde am vierten Tage nach der Erstoperation eine Wundrevision mit sekundärer Sehnennaht durchgeführt,
wobei sich die Möglichkeit einer *bioptischen und histologischen Untersuchung der ersten Heilungsphase mit den ersten Ansätzen zur Sehnenverwachsung* ergab:

Der *Operationsbefund* zeigte eine erhebliche hämorrhagisch-succulente Schwellung des Wundgebietes und seiner Umgebung.

Es bestätigte sich, daß tatsächlich alle Sehnennähte, mit Ausnahme der distalen Naht des freien Transplantates im Extensor digitorum communis, gerissen waren. Die proximalen Stümpfe der genähten wie der nicht genähten Sehnen waren weit retrahiert. *Die genähten Sehnenstümpfe waren infolge des Durchschneidens der Nahtfäden aufgefasert, ödematös aufgeschwollen und erweicht. Die unversorgt gebliebenen Stümpfe boten demgegenüber nur eine geringe Schwellung. Das freie Transplantat war dagegen im wesentlichen unverändert. Das Paratenon zeigte im Operationsbereich eine teilweise mehrere Millimeter dicke hämorrhagisch-sulzige Aufschwellung. Die Sehnenstümpfe waren damit schon in großer Ausdehnung mit der bedeckenden Fascie verklebt.* Auch das freie Transplantat zeigte eine

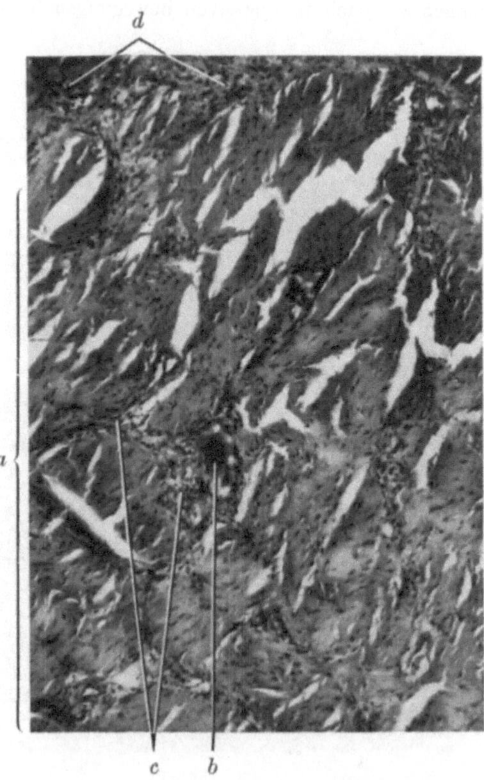

Abb. 5b. Histologischer Querschnitt durch proximalen Stumpf der Achillessehne vier Tage nach experimenteller Sehnendurchtrennung (Paraff., HE. 120mal). *a* Sehnengewebe, zerreißlich, normal zellreich; *b* Gefäß des Endotenon im Zustand der Stase; *c* Mäßige mesenchymale Zellwucherung im Endotenon; *d* Vergleichsweise starke Mesenchymproliferation im Paratenon

entsprechende Verklebung. In den Dehiszenzlücken zwischen den Sehnenstümpfen fand sich eine „Gerinnselstraße". Auch die operativ eröffneten Sehnenscheiden waren im Bereich der Dehiszenzlücken mit fest haftendem Blutgerinnsel ausgefüllt, die distalen, noch im Sehnenscheidenbereich verbliebenen Sehnenstümpfe ebenfalls mit der Sehnenscheidenwand verklebt. In den unversorgt gebliebenen Sehnenscheiden fand sich

dagegen eine hämorrhagische Flüssigkeit; die Sehnenstümpfe waren
hier nicht verklebt und nur an der Schnittfläche kuppenartig mit einem
Gerinnsel bedeckt.

Die *Histologie* des entnommenen Gewebsmaterials zeigt, besonders an den proximalen Sehnenstümpfen, eine deutliche Durchblutungsstörung mit Stase der Gefäße und Ödem des Endotenon. Das Endotenon läßt auch eine deutliche, wenngleich mäßige mesenchymale Zellproliferation erkennen. Im Gegensatz dazu zeigen
die Sehnenzellen selbst eine nekrobiotische Rarefizierung. Die paraplastische Sub-
stanz ist präparatorisch leicht zerreißlich (Abb. 5). Das freie Transplantat zeigt
keine Zeichen einer reaktiven Durchblutungsstörung und auch keine nennenswerte
Proliferation des interstitiellen Bindegewebes; zentral ist aber auch hier eine
nekrobiotische Zellverarmung festzustellen.

Das Paratenon weist in ganzer Schichtdicke bei exsudativ-hämorrhagischer
Durchtränkung eine kräftige Granulationsgewebsentwicklung mit reichlicher
histiocytärer Zellwucherung auf. Das in den Dehiszenzlücken befindliche Blutfibringerinnsel zeigt ein Einsprossen von Histiocyten und Angioblasten aus dem
Paratenon sowie bereits erste Gefäßneubildungen. Die Sehnenscheidenwände zeigen
im Bereich der fibrösen Fächer dagegen nur eine ganz geringfügige Zellproliferation.
Die Synovialis ist in den Sehnenscheiden, deren Sehnen nicht genäht wurden, erhalten, in den Sehnenscheiden mit erfolgter Sehnennaht durch proliferative Vorgänge in Auflösung begriffen.

b) Frühmobilisierung nach einer Woche

Bei dem zweiten Tier erfolgte die Gipsabnahme und Bewegungsfreigabe bereits
nach einer Woche. Das Operationsgebiet war nach der Gipsabnahme zunächst nur
wenig verdickt. Da das Tier die Extremität zunächst schonte und Bewegungen
vermied, wurde anfangs täglich mehrmals „geübt", indem das Tier vorsichtig
zu aktiven Bewegungen angereizt und die operierte Extremität nach einer weiteren
Woche auch leicht passiv bewegt wurde. Dabei schwoll das Operationsgebiet aber
an und war nach wenigen Tagen auch auf Druck und Bewegung sehr empfindlich
geworden. Man hatte auch in diesem Falle bald den Eindruck einer Ruptur der
Achillessehne. Zwei Wochen nach der Gipsabnahme ging die Schwellung langsam
zurück, das Operationsgebiet wurde dafür zunehmend derber. Während der ganzen
Heilzeit von fünf Wochen wurde aber keine selbständige Stabilisierungs- und Gebrauchsfunktion erreicht. Das Glied wurde nur ab und zu angedeutet auf den Boden
aufgesetzt.

Die *anatomische Präparation* ergab fünf Wochen nach der Operation,
daß *keine der genähten Sehnen regelrecht und funktionstüchtig geheilt war.*
Die Achillessehne und die Sehne des Flexor digitorum superficialis waren
an der Nahtstelle rupturiert und 9 bzw. 7 cm auseinandergewichen. *Die
Stümpfe der beiden Sehnen waren untereinander und mit der umgebenden
Fascie verwachsen. Besonders war es in dem Bereich der proximalen Stümpfe
zu einer derben Verwachsung gekommen. Unter Verbindung der proximalen
und distalen Sehnenstümpfe war es im Bereich des ursprünglichen Paratenon beider Sehnen längs der Fascien, bei derber Verwachsung derselben
mit der Haut, zur Ausbildung eines strangförmigen narbigen Sehnenregenerates gekommen.* Die Naht des Peroneus tertius war gleichfalls gerissen,
der proximale Stumpf 8 cm retrahiert und hier derb mit fächerförmigen
Narbenzügeln „pseudopodienartig" verwachsen. Der unversorgt gebliebene proximale Stumpf des Extensor digitorum medialis war weit unter
den Muskelbauch des Peroneus tertius hochgezogen und hier gleichfalls
verwachsen. Auch die distale Naht des durch Transplantation ergänzten
Sehnenzuges des Extensor digitorum communis war gerissen und zeigte

infolge der Stumpfretraktion eine Dehiszenz von 8 cm. *Sowohl an der proximalen muskelnahen Nahtstelle als auch im Bereich des daran verbliebenen freien Transplantates war es zur festen Verwachsung mit der Umgebung gekommen.* Die gemeinsame Sehnenscheide des Fibularis tertius sowie des Extensor digitorum medialis und communis war narbig verödet. Auch der bei der Operation transplantierte proximale Stumpf des

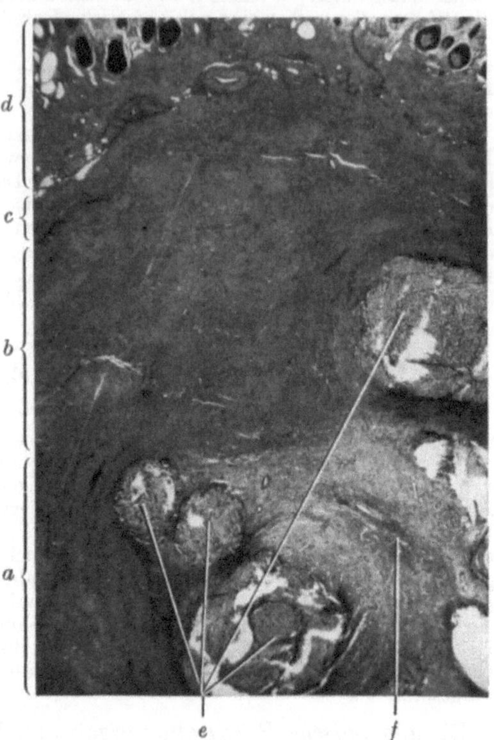

Abb. 6a. Sehnenverwachsung bei Frühmobilisierung (Achillessehne, Querschnitt, Paraff., HE. 30mal). *a* Achillessehne; *b* Narbig-tendinoïde Verschwielung des Paratenon; *c* Fascia cruris; *d* Haut; *e* Nahtseide; *f* Zentraler „Sehnenkallus", noch nicht völlig ausdifferenziert. Die Gleitgewebsstrukturen des Paratenon sind nicht mehr nachweisbar. Sehne, Paratenon, Fascie und Haut sind vollständig narbig verbacken

Fibularis longus war nach Nahtruptur 7 cm retrahiert und im umgebenden Narbengewebe verwachsen. Im Bereich der distalen Stumpfenden war es gleichfalls zu einer narbigen „pseudopodienähnlichen" Verankerung an der Fascie und dem periostnahen Bindegewebe gekommen, die Sehnenstümpfe waren jedoch im ganzen Operationsbereich oberflächlich verwachsen. Auffallenderweise war der proximale Sehnenstumpf des Extensor digitorum lateralis, der bei der Operation unversorgt geblieben war, in seiner von Wiederherstellungsmaßnahmen unberührten Sehnenscheide zwar retrahiert, an seinem Stumpfende aber nur abgerundet und nicht verwachsen. Er ließ sich distalwärts jedoch nur mit Einschränkung herunterziehen. Der distale Stumpf des Fibularis longus war an der Durchtrennungsstelle mit der hier gleichfalls durchtrennten Sehnenscheide verwachsen, in seinem subtarsalen Teil jedoch frei.

Die *Muskulatur* der primär unversorgten oder infolge Nahtruptur retrahierten Muskel-Sehnenzüge war bei der Präparation kontrakt, das

Muskelgewebe hell verfärbt, etwas verhärtet und durch Verdichtung des Perimysium in den Fascienfächern wenig verschieblich.

Die *Funktionsprüfung* der Sehnen ergab, daß bei passivem Zug an den proximalen Sehnenstümpfen nur bei der Achillessehne ein Bewegungseffekt ausgelöst werden konnte, der durch die Vernarbung an der Vorderseite des Sprunggelenkes in seiner Wirkung begrenzt wurde. Nach Durchtrennung der hemmenden Narben an der Vorderseite des Sprunggelenkes zeigte sich, daß die Achillessehne trotz ihrer Verwachsung mit der Umgebung eine weitgehende Funktion auszuüben vermochte. Die im Bereich des Paratenon verwachsenen Sehnenstümpfe an der Vorderseite der Extremität erfuhren bei passivem Sehnenzug nur eine mäßige Verschiebung in Verbindung mit dem umgebenden Gewebe.

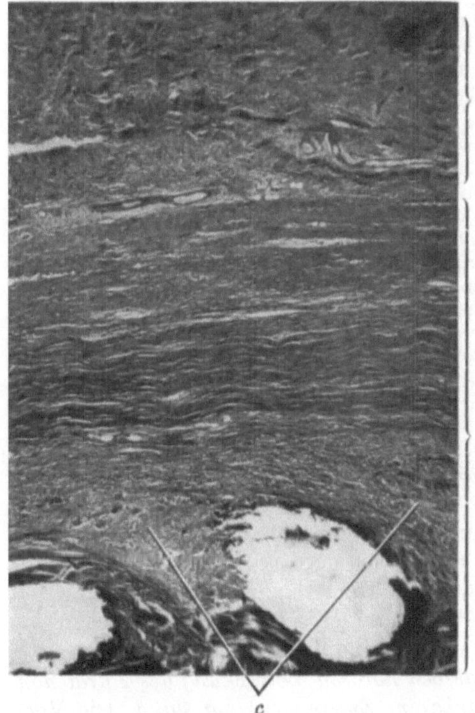

Abb. 6b. Massive Sehnenverwachsung im Sehnenscheidenbereich nach Frühmobilisierung. *a* Sehne; *b* Schwielig verdickte Sehnenscheide; *c* Fibroplastische Granulation in der Sehne im Bereich des Nahtmaterials, Seide bei der Präparation größtenteils ausgefallen. Sehne und Sehnenscheide sind fest miteinander verwachsen, der Gleitspalt ist nicht mehr nachweisbar (Peron. tert., Längsschnitt, Paraff., HE. 30mal)

Die *histologische Untersuchung* ergibt an den Sehnenstümpfen erhebliche Degenerationszeichen mit Rarefizierung, Anisocytose und nur geringgradiger Proliferation der Sehnenzellen. Die Faserbündel sind vielfach gewellt und aufgelockert, das Endotenon verdickt und in seiner Struktur verdichtet, die intratendinösen Gefäße vielfach verödet. *Diese Degenerationserscheinungen sind an den genähten Stümpfen bemerkenswerterweise wesentlich ausgeprägter als an den nicht versorgten. Das paratendinöse Gewebe hat seine hochdifferenzierte Gleitgewebsstruktur völlig verloren und ist überall in straffes, narbiges Bindegewebe umgewandelt,* das vor allem im Bereiche der proximalen Sehnenstümpfe besonders dicht ist und eine im wesentlichen längsgerichtete Faserstruktur und Zellanordnung aufweist. Die Sehnen gehen vermittels dieses massiven paratendinösen Narbengewebes kaum abgrenzbar in die Fascie über, die ihrerseits fast untrennbar mit der Haut verbunden ist. Auch um das freie Transplantat besteht eine dichte narbige Verwachsung. Der in seiner Sehnenscheide nicht verwachsene Stumpf des Extensor digitorum lateralis ist an seinem Ende durch ein fibröses Regeneratgewebe mit glatter Oberfläche stumpf abgerundet. Das Reparationsgewebe am Stumpfende entstammt offensichtlich dem Epi- und Endotenon. In der zugehörigen Sehnenscheide ist die oberflächliche synoviale Struktur erhalten. Im Bereich der verödeten übrigen Sehnenscheiden liegt dagegen nur indifferentes Narbengewebe vor. Die retrahierten Muskeln zeigen teilweise eine contractile Verdickung, vielfach aber auch eine deutliche Atrophie der Muskelfasern sowie eine Fibrose des Endo- und Perimysium.

c) Mobilisierungsbeginn nach 2 Wochen

Bei dem nächsten Tier (Tier Nr. 3) wurde bei gleichem operativen Vorgehen eine mittlere Ruhigstellungszeit nach der Operation von zwei Wochen gewählt.

Der Einfluß von Bewegungsübungen wurde auch bei diesem Tier dadurch sichergestellt, daß anfangs zweimal täglich „krankengymnastisch" behandelt wurde, nachdem die Extremität nach der Gipsabnahme noch durch Hochziehen geschont und das Auftreten sowie Bewegungen vermieden wurden.

Das Operationsgebiet war unmittelbar *nach der Gipsabnahme* kaum geschwollen und wenig druckempfindlich. Passiv war die Beweglichkeit im Sprunggelenk geringgradig gegeben, die Zehenbewegung zunächst kaum möglich (Wackelbewegungen). Im Zuge der Übungsbehandlung kam es auch bei diesem Tier zu einer druckschmerzhaften Schwellung am Paratenon der Achilles- und Flexordigitorum-superficialis-Sehne wie auch im Sehnenscheidenbereich der Strecksehnen. Schließlich wurde eine gewisse aktive Bewegungsfunktion der Achillessehne mit geringgradiger Beweglichkeit im Sprunggelenk erreicht. Eine aktive Dorsalflexion sowie ein Wiederkehren der Funktion im Bereich der Zehenstrecksehnen konnte aber nicht erreicht werden. Die Zehen kamen vielmehr zunehmend in Beugekontraktur, so daß das Tier beim ersten Aufsetzen der Klauen, zu Beginn der vierten Woche post op., „überkötete", wie das Auftreten mit der Streckseite der Zehen in der veterinärmedizinischen Sprache bezeichnet wird, und kein gutes Auftreten mit Belastung möglich war.

Die anatomische Präparation fünf Wochen nach der Operation ergab, daß die Achillessehne und Flexor-digitorum-superficialis-Sehne zu einem gemeinsamen derben, dicken Strang verschmolzen waren, der mit der Fascie und Haut unlösbar verwachsen war. Die beiden Sehnen waren im Bereich des Paratenon von einem bis zu 4 mm *dicken Narbenmantel schalenförmig eingehüllt.* An der Achillessehne war eine Dehiszenz von etwa 4 cm, an der Flexor-digitorum-superficialis-Sehne eine Dehiszenz von 2 cm nachweisbar. Die Dehiszenzlücken wurden von einem narbigen *Regeneratgewebe ausgefüllt, das im Aussehen der derben fibrösen Verdickung des Paratenon entsprach und mit ihr in untrennbarem Zusammenhang stand.* Die Verhältnisse an den Strecksehnen entsprachen im wesentlichen den Verhältnissen beim ersten Tier. Es war zur Ruptur aller Nähte mit narbiger Verödung der Sehnenscheiden und fibröser Verwachsung der Sehnenstümpfe gekommen, mit Ausnahme des durch freie Transplantation ergänzten Sehnenzuges des Extensor digitorum communis. Die ausgerissenen Sehnenstümpfe wiesen dabei mehrfach die gleiche „pseudopodienartige" Verankerung im fibrös umgewandelten Gleitlager auf und waren praktisch regelmäßig sowohl mit dem unterlagerten Periost wie den verdickten Fascienfächern reißfest verwachsen. *Auch das freie Transplantat war in ganzer Ausdehnung in Verwachsungen gehüllt. Der Streck-*

sehnenbereich entsprach damit im wesentlichen einer zusammenhängenden Narbenplatte. Eigentümlicherweise war auch in diesem Fall der in seiner Sehnenscheide unversorgt gebliebene Sehnenstumpf des Extensor digitorum lateralis am Ende nur abgerundet und nicht verwachsen. Auch der nicht traumatisierte Sehnenscheidenkanal des distalen Fibularisstumpfes war nicht verwachsen.

Die *Funktionsprüfung der Sehnen* ergab bei passivem Zug im wesentlichen die gleichen Verhältnisse wie im vorausgehenden Versuch.

Die *histologische Untersuchung* ergibt an den genähten und an den unversorgten Sehnenstümpfen im wesentlichen die gleichen Veränderungen wie beim zweiten Tier. Auch die Verwachsungsprozesse sind durch ein gleichartiges dichtes fibröses Narbengewebe im Bereich des Paratenon und der Sehnenscheiden gekennzeichnet. Sie sind jedoch nur an der Achillessehne und der Flexor-digitorum-superficialis-Sehne so massiv wie beim zweiten Tier, wenngleich auch die Verwachsungen im Bereich der Sehnenscheiden eine dichte Narbenstruktur zeigen. Das Paratenon ist zu einem sehnenähnlichen, dichten fibrösen Regeneratgewebe umgewandelt, das die Sehnenstümpfe mantelartig umgibt, so daß kaum eine Abgrenzung der ursprünglichen Grenzflächen zur Sehne und Fascie möglich ist. Vor allem an der Achillessehne und Flexor-digitorum-superficialis-Sehne ist es auf das Mehrfache seiner ursprünglichen Stärke verdickt. Strukturen, die auf eine Verschieblichkeit der paratendinösen Gewebszone hinweisen, sind nicht mehr anzutreffen.

Das in der Dehiszenzlücke gelegene Regeneratgewebe der Achilles- und Flexor-digitorum-superficialis-Sehne ist zentral noch nicht völlig ausdifferenziert, zellreicher und vor allem deutlich faserärmer als die periphere Zone des Regenerates. Verschiedentlich sind im Bereich des ursprünglichen Paratenon und an den Grenzflächen zwischen Sehnen und Sehnenscheiden Hämosiderinreste nachzuweisen, die es nahelegen anzunehmen, daß in der postoperativen Reparationsphase noch verstärkt Hämorrhagien den Reparationsprozeß beeinflußt haben.

Auch im Bereich der Sehnenscheiden ist mit Ausnahme der offen gebliebenen Sehnenscheiden des proximalen Extensor-digitorum-lateralis-Stumpfes und des subtarsalen Fibularis-longus-Kanals keine synoviale Struktur mehr nachzuweisen. *Das Gleitgewebe ist also auch im Sehnenscheidenbereich völlig narbig umgewandelt worden.* Auch das freie Transplantat, das eingeheilt ist und nur zentral eine regressive Zellverarmung aufweist, ist allseits fest fibrös verbunden, wobei oberflächliche Revascularisierungsvorgänge zu erkennen sind.

d) Spätmobilisierung nach 3 Wochen

Das nächste in diese Versuchsserie einbezogene Tier (Tier Nr. 4) wurde bei gleichem operativen Vorgehen drei Wochen ruhiggestellt, dann nach Abnahme des Gipsverbandes zur Bewegung angehalten und die operierte Gliedmaße in gleicher Weise wie bei den Vorversuchen fünf Wochen post op. der anatomischen Untersuchung zugeführt.

Das Operationsgebiet war *nach der Gipsabnahme* nicht geschwollen und zeigte auch im weiteren bei der Mobilisierung *im Gegensatz zu den Vorversuchen keine nennenswerte Schwellneigung.* Nach der ersten „Übungswoche" bestand eine angedeutete Dorsalflexionsfunktion des Sprunggelenkes und eine geringe Beugefunktion der kontrakten Zehen. Auch dieses Tier setzte noch in der 4. Woche nach der Operation die operierte Gliedmaße auf, zeigte dabei aber gleich eine bessere Auftritts- und Stabilisierungsfunktion als das Tier des Vorversuches.

Das anatomische Präparat bot im Vergleich zu der vorgenannten Präparation im Bereich der Sehnen eine wesentlich geringere Vernarbung des die Sehnen umgebenden Bindegewebes. Die Achilles- und die Flexor-digitorum-superficialis-Sehne waren unter gegenseitiger Verwachsung fest geheilt, die Achillessehne mit Überbrückung einer 1 cm langen Dehiszenz durch ein straffes Narbenregenerat, das im physikalischen Belastungsversuch der Zerreißprobe standhielt, so daß es nur zum Ausreißen der endständigen, für die Belastungsprüfung angebrachten Haltenähte kam. *Das Paratenon war im Bereiche der Sehnen nur in relativ dünner Schicht von 0,5 bis 1 mm narbig umgewandelt und verdickt,* stellte aber doch im Operationsbereich eine unverschiebliche Verbindung zwischen Sehne und Fascie dar, wobei auch die Haut auf der Fascie praktisch unverschieblich war. Im Bereiche der Sehnenscheiden der Vorderseite des Sprunggelenkes war nur an der deszendierenden Transplantationsnaht des Fibularislongus—Extensor-digitorum-lateralis-Sehnenzuges eine Ruptur mit Retraktion des proximalen Stumpfes aufgetreten. Die Naht des Peroneus tertius war bei nur kurzer Dehiszenz mit einem noch grau-rötlich ver-

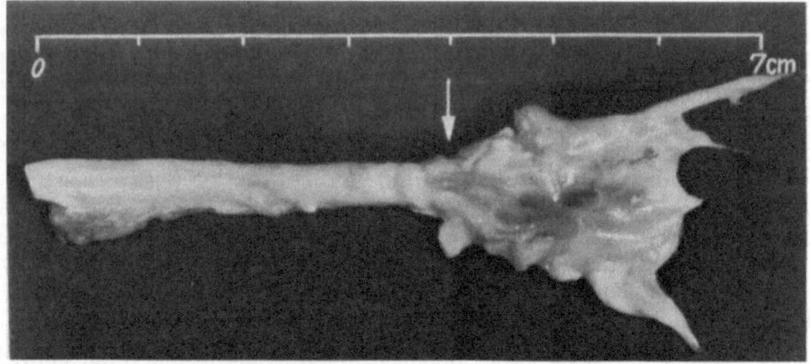

Abb. 7a. Fächerförmige Verwachsung der Sehnenstumpfenden („Pseudopodien") im Bereich des Paratenon (unversorgter Sehnenstumpf des Ext. dig. med.). Durchtrennungsstelle mit Pfeil markiert

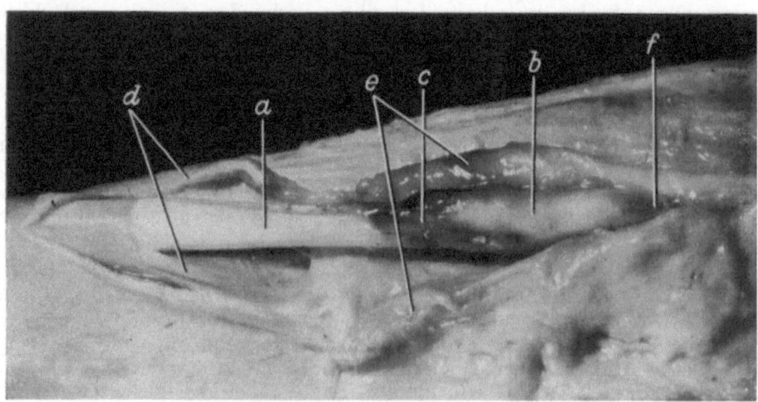

Abb. 7b. Sehnenverwachsung im Bereich der Sehnenscheide nach Sehnennaht. *a* Distaler, in Nahtnähe atrophisch verjüngter, *b* proximaler, deutlich aufgeschwollener Sehnenstumpf; *c* Nahtstelle, noch hämorrhagisch verfärbt; *d* Sehnenscheide im distalen Abschnitt dünnwandig, leicht ablösbar; *e* massive granulomatös-narbige Verdickung der Sehnenscheide im Nahtbereich und im Schwellungsbereich der Sehne; *f* Einschnürung der Sehne bei schwieliger Hypertrophie der Sehnenscheide im Ringbandbereich mit unlösbarer Sehnenverwachsung

färbten Granulationsgewebe geheilt. Gegenüber den Verhältnissen im
Bereich des Paratenon erschien damit die hier in der Sehnenscheide vor-
genommene Sehnennaht in ihrer Heilung verzögert. *Der proximale
Stumpf war grau-rötlich geschwollen und knapp oberhalb der Nahtstelle von
einer proliferativen Verdickung der Sehnenscheide stark eingeschnürt.* Im
ganzen Nahtbereich war das umgebende Gewebe schwielig verdickt und
von der Sehnenoberfläche kaum zu lösen. Im distalen Sehnenscheidenabschnitt dagegen war das Hüllgewebe abseits der Naht wesentlich
zarter, jedoch auch mit der Sehne locker verwachsen (Abb. 8b). Das freie
Transplantat im Extensor digitorum communis war eingeheilt, hatte aber
seinen Sehnenglanz teilweise verloren und war besonders im Bereich der
proximalen Nahtstelle verwachsen. Von den unversorgten Stümpfen
zeigte nur der proximale Stumpf des Extensor digitorum medialis
„Pseudopodien", der distale war unter der Fascie allseits mäßig derb
verwachsen. Bei den unversorgt gebliebenen Stümpfen des Extensor
digitorum lateralis und Fibularis longus lagen im Bereich ihrer nicht
operativ traumatisierten Sehnenfächer ähnliche Verhältnisse wie bei den
voroperierten Tieren vor, also eine Abrundung der Stumpfenden und
keine Verwachsung mit der Sehnenscheide.

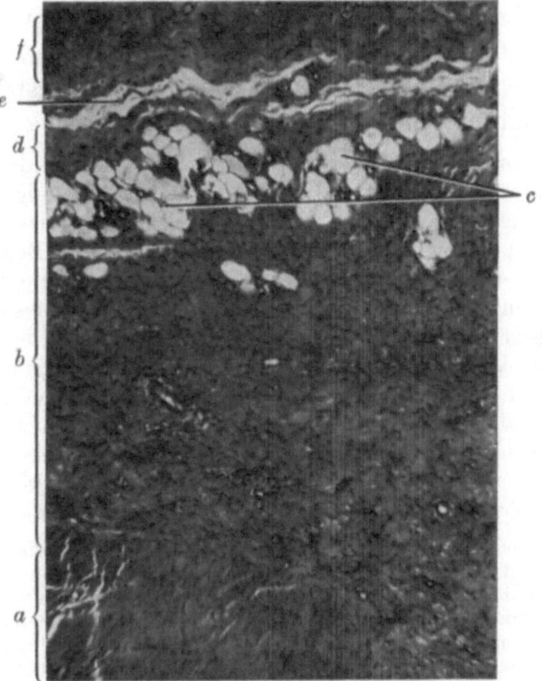

Abb. 7c. Sehnenverwachsung im Bereich des Paratenon bei Spätmobilisierung drei Wochen post op.
(Achillessehne, Querschnitt, Paraff., HE. 120mal). *a* Sehne; *b* Narbig umgewandeltes Paratenon;
c Reste des paratendinösen Fettgewebes; *d* Fascia cruris; *e* Subcutane Verschiebeschicht; *f* Cutis.
Das Paratenon ist weniger verdickt als bei Frühmobilisierung und enthält noch Fettgewebsreste.
Auch die subcutane Verschiebeschicht ist noch angedeutet erhalten

Die *anatomische Funktionsprüfung der Sehnen* ergab bei passivem Zug wie in den Vorversuchen *keine Gleitfunktion*. Soweit am Präparat eine passive Beugung der Zehen erreicht werden konnte, beruhte sie nur auf der geringen Verschiebefähigkeit des die Sehnenstränge und -stümpfe im Operationsgebiet umgebenden Narbengewebes. *Sie war aber bei geringerer Vernarbung deutlich besser als in den Vorversuchen.*

Die *Histologie* zeigt, daß an den Sehnenstümpfen völlig gleichartige Degenerationsvorgänge wie bei den Frühbehandlungsfällen bestehen. Auch das Sehnenersatzgewebe in den Nahtlücken besteht aus einem dichten, längsgerichteten, sehnenähnlichen Bindegewebe. Das narbig umgewandelte Bindegewebe des Paratenon ist nicht so straff strukturiert und streng längsgerichtet wie bei den früher mobilisierten Fällen. Bemerkenswerterweise sind im paratendinösen Gewebe auch kaum Hämosiderinablagerungen wie bei den Vorversuchen nachzuweisen. Dennoch hat das Paratenon seine Gleitgewebsstruktur praktisch völlig verloren, wenngleich vielfach noch inselförmig Reste paratendinösen Fettgewebes im Narbengewebe nachzuweisen sind. Auch im Bereich der operierten Sehnenscheiden sind die synovialen Gleitgewebsstrukturen verlorengegangen; die Sehnen sind hier allseitig ohne deutliche Grenze mit dem umgebenden Bindegewebe fibrös verhaftet. An den Stellen, an denen die Sehnenscheiden reseziert worden waren, ist Narbengewebe ausgebildet, im Vergleich zu den Frühbehandlungsfällen jedoch gleichfalls weniger massiv. An den offenen Sehnenscheiden der unversorgt gebliebenen Sehnenstümpfe sind aber auch in diesem Falle noch synoviale Strukturen nachzuweisen.

Die histologische Untersuchung der Muskulatur ergibt trotz längerer Ruhigstellung eine im Vergleich zu den Frühbehandlungsfällen geringere Atrophie der Muskelfasern, während eine nennenswerte Fibrose des Endomysium fehlt.

e) Langfristige Ruhigstellung nach Wiederholungsfrühnaht mit anschließender längerer Mobilisierung

Um die anatomische Beobachtung der Verhältnisse bei den bisherigen Versuchen nach kurzer, mittlerer und langdauernder Ruhigstellung zum gleichen Heilungszeitpunkt fünf Wochen nach der Operation zu ermöglichen, mußte bei den jeweils eine Woche später zur Bewegung freigegebenen Tieren ein um so kürzerer Bewegungszeitraum in Kauf genommen werden. Die Einflußnahme der Funktion war deshalb bei den später mobilisierten Tieren vergleichsweise zu kurz, um einen Aufschluß über ihre Wirksamkeit bei diesen Fällen geben zu können. Wir haben deshalb bei dem ersten Tier, bei dem es im Erstversuch durch Abstreifen des Gipsverbandes zur „Sofortmobilisierung" gekommen war, nach der Wiederholungsnaht am vierten Tag zwar eine *langfristige Ruhigstellung für drei Wochen durchgeführt, anschließend aber gleichfalls für vier Wochen die Funktion wirken lassen.*

Bei der Nachoperation dieses Tieres wurde auf sorgfältige Entfernung des Gerinnselmaterials Wert gelegt, um gewissermaßen die gleichen Ausgangsverhältnisse des primären Traumas wieder zu schaffen. Wegen der nötigen Kürzung der aufgefaserten Sehnenstümpfe konnte die Wiederherstellung der nach der Erstversorgung gerissenen Sehnenzüge an der Vorderseite der Gliedmaße nur durch stärkere Dorsalflexion des Sprunggelenkes und der dorsalen Sehnenzüge durch Verlängerungsmaßnahmen erreicht werden. An der Achillessehne wurde deshalb eine 3 cm lange Lücke nach der Griffelschachtelplastik von M. LANGE, an der Flexor-digitorum-superficialis-Sehne eine gleich lange Lücke nach der *Seidensehnentechnik* nach F. LANGE überbrückt. Damit standen sämtliche Sehnenzüge annähernd unter der Ausgangsspannung wie bei der Erstoperation der übrigen Grundversuche.

Unmittelbar *nach der Gipsabnahme* war auch in diesem Falle zunächst keine
nennenswerte aktive Funktion gegeben, die passive Beweglichkeit des Sprunggelenkes und der Zehengelenke war gering. *Nach anfänglicher schonender Mobilisierung der Gliedmaße stellte sich hier aber nach etwa zwei Wochen eine selbständige
aktive Funktion, wenngleich beschränkt, ein.* Das Bein wurde beim Stehen und dann
auch beim Laufen aufgesetzt und regelrecht belastet, wobei jedoch bis zur Tötung
des Tieres sieben Wochen nach der Operation ein Hinken bestehenblieb, das im
wesentlichen auf die mangelnde Funktion der Zehen zurückzuführen war. Die
Dorsalflexion des Sprunggelenkes wurde aktiv bis zur Hälfte, die Plantarflexion
bis zu zwei Dritteln frei. Die aktive Zehenstreckung blieb aber ausgefallen, die
Zehenbeugung zur Hälfte eingeschränkt.

Der *anatomische Befund* entsprach den klinischen Verhältnissen. Die
Achillessehne und die Flexor-digitorum-superficialis-Sehne waren unter
Einheilung des Griffelschachteltransplantates und *Ausbildung eines
straffen bindegewebigen Ersatzstranges im Bereich der Seidenplastik* der
Superficialissehne fest geheilt, jedoch im ganzen Operationsgebiet miteinander sowie *mit der umgebenden Fascie verwachsen.* Haut, Fascie und
die Sehnenstränge konnten präparatorisch nicht getrennt werden. Die
Peroneus-tertius-Sehne war gleichfalls reißfest geheilt, aber ebenso allseitig verwachsen; ein freier Sehnenscheidenraum konnte nicht nachgewiesen werden. Der mit dem freien Transplantat versorgte Sehnenstrang
des Extensor digitorum communis war gleichfalls geheilt, das freie Transplantat selbst etwas atrophiert und in ganzer Ausdehnung verwachsen.
Gleiches war bei der Naht der deszendierenden Transplantation festzustellen. Von den nicht versorgten Stümpfen des Extensor digitorum
medialis war vor allem der proximale derb verwachsen. In diesem Falle
waren auch die nicht versorgten Stümpfe des Extensor digitorum lateralis und Fibularis longus in ihren Sehnenscheidenfächern verwachsen,
jedoch präparatorisch trennbar.

*Als besonders wesentlich erscheint, daß das die Sehnen umgebende Narben-
gewebe nicht so dick und lockerer als im Vorversuch war.*

Die *anatomische Funktionsprüfung* der Sehnen ergab auch in diesem
Falle keine freie Gleitfähigkeit. *Die Auflockerung des die Sehnen umgebenden Narbengewebes im Bereich des Paratenon ließ jedoch eine bessere,
wenngleich insgesamt nur geringe Sehnenverschiebung zu.* Insbesondere war
die Sehne des Peroneus tertius und des Extensor digitorum communis mit
dem freien Transplantat etwa 1 cm um die Mittellage verschieblich,
wobei am Ringband die stärkste Fixation bestand. Die Achillessehne
erlaubte nur bei Durchtrennung der sperrenden Antagonisten eine ausreichende Funktion trotz erfolgter Verwachsung, die auf die Verschieblichkeit der Fascie zurückzuführen war. Die Flexor-superficialis-Sehne,
die mit der Achillessehne fest verwachsen war, besaß aber keine isolierte
Bewegungsmöglichkeit, so daß sie bei passiver Aktion an der Achillessehne auf die Zehenbeugung paradox wirkte.

Die *Histologie* ergibt, daß die Verwachsung im Bereich der Achilles- und Flexor-
digitorum-Sehne wiederum im wesentlichen einer narbigen Umwandlung des
Paratenon entspricht, so daß die beiden Sehnen und die umgebende Fascie einem
auch mikroskopisch kaum trennbaren zusammenhängenden straffen Bindegewebs-
block entsprechen. Das Bindegewebe in der Defektlücke des Flexor superficialis
im Bereich der Seidensehnenplastik hat sehnenähnliches Aussehen. Das Narbengewebe des Paratenon erscheint jedoch wiederum nicht so dicht wie bei den früh-

mobilisierten Tieren und enthält auch inselförmige Fettgewebsreste. *Die Faserstruktur des narbig umgewandelten Paratenon erscheint im Vergleich zu den Vorversuchen etwas reticulär aufgelockert.* Im Sehnenscheidenbereich sind die synovialen
Strukturen ausgelöscht. Auch hier besteht eine fibröse Sehnenverhaftung, die be

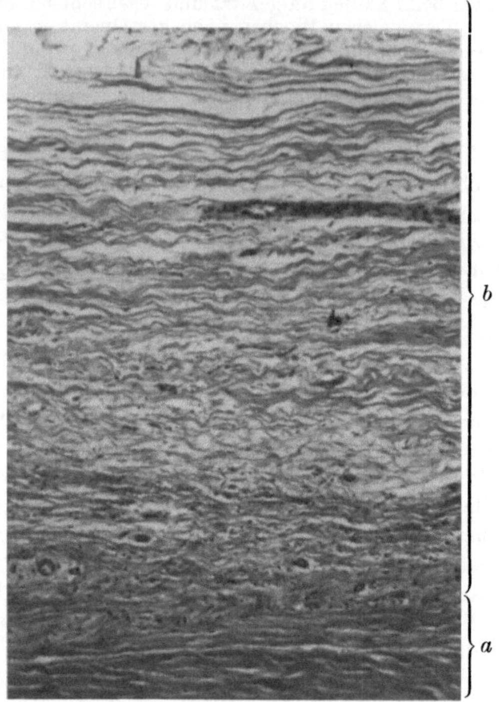

Abb. 8. Reticuläre Auflockerung des paratendinösen Gleitgewebes bei Spätmobilisierung und anschließender längerer Funktion. (Peron. tert. im Sehnenscheidenbereich nach Resektion der Sehnenscheide bis auf das Ringband, Längsschnitt, Paraff., HE, 120 mal.) *a* Sehne; *b* Paratendinöses Reparationsgewebe mit retikulär geschichteter Faserstruktur

sonders am Peroneus tertius im Bereich der Sehnenscheidenresektion eine retikuläre
Strukturauflockerung zeigt (Abb. 8c). Besonders locker erscheint auch die Bindegewebsstruktur um das freie Sehnentransplantat (Abb. 10).

f) Ergebnisse der Grundversuche

Die wenigen Grundversuche können keinen Anspruch auf statistische Sicherheit
ihrer Ergebnisse erheben. Da ihre Ergebnisse aber hinsichtlich der Sehnenheilungsvorgänge weitgehend den von zahlreichen Autoren an größeren Tierserien getroffenen
Feststellungen entsprechen, erscheint es doch möglich, auch die dabei angetroffenen
Verhältnisse am Sehnengleitgewebe als jeweils typischen Ausdruck der gegebenen
Heilungsphase und Heilungsbedingungen zu betrachten. Damit aber wird es möglich, eine Reihe von wichtigen Feststellungen über die Pathologie der posttraumatischen und postoperativen Sehnenverwachsungen zu treffen.

Als wichtigstes Ergebnis der Grundversuche ist zunächst herauszustellen, daß es bei den verwendeten Versuchstieren bei experimentellen
Sehnenverletzungen und Wiederherstellungs- sowie Verpflanzungsoperationen mit den gebräuchlichen operativen Methoden zu gleichfalls
sehr ausgeprägten Verwachsungserscheinungen an den Sehnen kommt.
Die durchgeführten Versuche zeigen, daß die Verwachsung im Operationsbereich allgemein ist, jedoch offenbar *von verschiedenen anatomischen,*

operativen und postoperativen Faktoren maßgeblich abhängt. Insbesondere ergaben sich in Abhängigkeit davon, ob die Sehnenverletzung und Wiederherstellung im Bereich des Paratenon oder der Sehnenscheide erfolgte, grundsätzlich andere Verhältnisse.

Im *Bereich des Paratenon* kommt es wegen seines Gefäßreichtums, wie die Frühbeobachtung wenige Tage nach dem Trauma und der Operation zeigt, als Folge der experimentellen operativen Verletzung vor allem zu einer *schweren posttraumatischen Durchblutungsstörung des Gleitgewebes* mit exsudativ-hämorrhagischer Durchtränkung der Gleitstrukturen und intensiver Aktivierung mesenchymaler Proliferationsprozesse. Das erklärt einerseits die gute Reparationstendenz, die im Bereich des Paratenon für Sehnenverletzungen besteht, ist aber zugleich die Grundlage der nachfolgenden Sehnenverwachsung, da die mesenchymalen Proliferationsprozesse schließlich in einer *dichten, narbigen Fibrose des Paratenon* enden. Mit dem Verlust seiner hochdifferenzierten Struktur verliert das Paratenon aber seine Gleitfunktion.

Die bei unversorgter Sehnendurchtrennung im Paratenon auftretenden *fächerförmigen Verwachsungen der Stumpfenden,* die BUNNELL als „Pseudopodien" beschrieben und teleologisch als Neuromen vergleichbare, Anschluß suchende Sehnenauswüchse gedeutet hat, entsprechen nach unseren Untersuchungen nur einer *narbigen Umwandlung der paratendinösen Haltezügel,* die die Sehnenstümpfe nach ihrer Retraktion allseits am Gleitfach fixieren. Bei der fibrösen Umwandlung dieser Haltezügel dürften neben ihrer primären Traumatisierung auch mechanische Spannungsreize im Sinne von W. ROUX eine Rolle spielen, da sie bei langer Ruhigstellung nur an den dem Muskelzug ausgesetzten proximalen Stümpfen, bei früher Bewegungsfreigabe auch an den antagonistisch bewegten distalen Sehnenstümpfen zu beobachten sind.

Auch die bei kurzen Dehiszenzlücken auftretenden, allseits verwachsenen *Dehiszenzlückenregenerate* beruhen nicht auf einem Zusammenfinden von Auswüchsen der Sehnenenden. Sie entstehen vielmehr gleichfalls aus dem Paratenon auf dem Boden der *Gerinnselstraße,* die sich im Anschluß an die Verletzung in der Stumpflücke bildet. Da die Organisation des in der Stumpflücke befindlichen Gerinnsels praktisch ausschließlich durch mesenchymale Reparationsprozesse erfolgt, die vom Paratenon ausgehen, und sich das Paratenon zugleich selbst fibrös umwandelt, entwickelt sich dabei die *Verwachsung dieser Dehiszenzlückenregenerate mit der Umgebung geradezu zwangsläufig.* Für die dabei zum Ausdruck kommende gute Reparationstendenz des Paratenon ist von Bedeutung, daß die untereinander sowie mit der Wandung des Gleitfaches und der Sehne selbst zusammenhängenden gefäßhaltigen Fasernetzschichten mit ihren Wundrändern eine stufenweise Retraktion erfahren und damit zugleich den traumatischen Reparationsreiz auf den ganzen Dehiszenzbereich verteilen. Für die längsgerichtete Faserdifferenzierung sind dabei nach W. ROUX gleichfalls Spannungsreize anzunehmen, die von den Sehnenstümpfen auf das Dehiszenzlückenregenerat über das Paratenon ausgeübt werden.

Der gleiche, vom Paratenon ausgehende Reparationsprozeß bewirkt auch, wie in Übereinstimmung mit M. LANGE festzustellen ist, die *Bildung der sogenannten Seidensehnen*, womit aber auch deren Verwachsung von vornherein gegeben ist.

Bei erfolgter Sehnennaht sind die Verwachsungen infolge der operativen Traumatisierung des Paratenon im ganzen Operationsbereich verstärkt vorhanden, bilden aber zugleich eine mantelförmige Sicherung der Sehnennaht. Bei guter Adaption der Stumpfenden erfolgt dabei die Sehnenheilung an der Wundfläche durch die im Vergleich zum Paratenon relativ mäßige unspezifische mesenchymale Proliferation der Sehnenstümpfe, die vom Endotenon ihren Ausgang nimmt. Beim Auftreten einer *Nahtdehiszenz* erfolgt der Schluß der Dehiszenzlücke dagegen wieder überwiegend durch Proliferationsprozesse des Paratenon, wodurch sich eine *besonders intensive Verwachsung der Nahtstelle* ergibt. Die Sehnenzellen selbst sind nach unserer Beobachtung weder an der Sehnenreparation an der Nahtstelle noch an der Verwachsung nennenswert beteiligt.

Insgesamt ist somit festzustellen, daß das gefäßreiche Paratenon unter maßgeblicher Beteiligung an der Sehnenreparation besonders zur Verwachsung tendiert.

Diese Feststellung steht nur in einem *scheinbaren Gegensatz* zu der Tatsache, daß die Sehnenverletzungen und Wiederherstellungsoperationen im Bereich des Paratenon bessere funktionelle Ergebnisse erreichen als innerhalb der Sehnenscheiden. Die von uns an den anatomischen Präparaten durchgeführte Funktionsprüfung konnte dies dadurch erklären, daß im Bereich des Paratenon *trotz Verwachsung der Sehnen meist deshalb keine starre Sehnenblockierung zustande kommt, weil die umgebenden Gewebe oft eine ausreichende Verschiebung mitmachen.* Das traf in unseren Versuchen insbesondere für die in die Muskulatur des Unterschenkels hochgerutschten Sehnenstümpfe und vor allem für die Achillessehne zu. Muskulatur, weit verspannte Fascien und die darüber liegende Haut, hauptsächlich paratendinöses Fettgewebe und gleichlaufende Sehnen können durch ihre Verformbarkeit, verbleibende Elastizität oder schon physiologischerweise gegebene Mitbewegung über eine in Wirklichkeit doch erfolgte Sehnenverwachsung hinwegtäuschen. Auf dem Periost liegende oder in engen fibrösen Tunnelfächern verlaufende Sehnen erfahren dagegen auch bei paratendinöser Gleitgewebsstruktur nach Verletzungen und Sehnennähten die gleich starre Fixation, wie das sonst vor allem bei den Verletzungen innerhalb der Sehnenscheide der Fall ist. *An der Achillessehne durchgeführte Tierexperimente sind daher nicht geeignet, auf Grund der beobachteten Funktion zur Verwachsungsfrage Stellung zu nehmen.* Alle hier abgeleiteten Folgerungen im Hinblick auf die Pathogenese und Verhütung der Verwachsungen haben keine allgemeine Gültigkeit.

Die *Sehnenscheiden* haben dagegen im Vergleich zum Paratenon an sich eine geringere Verwachsungstendenz, was gleichfalls im Gegensatz zu der in der Literatur größtenteils herrschenden Auffassung steht. Das wird aber nur *bei unversorgter Sehnendurchtrennung* deutlich, bei der die

Sehnenstümpfe nämlich zunächst keine Verwachsung erfahren. Die Ursache dafür ist darin zu sehen, daß es in der Sehnenscheide, im Gegensatz zum Paratenon, bei der Stumpfretraktion zu einer *räumlichen Trennung der Wunde der Sehnenscheidenwand und der Sehnenstumpfwunde* kommt, da die Stumpfwunde infolge der Muskelretraktion aus dem Wundbereich heraus in einen unversehrten Abschnitt der Sehnenscheide verlagert wird. Die geringe mesenchymale Proliferationstendenz der Sehnenstümpfe führt dann nur zu einer fibrösen Abrundung der Stumpfenden, ist aber offenbar nicht in der Lage, eine Verbindung mit der im Retraktionsbereich integren synovialen Sehnenscheidenauskleidung einzugehen. Ob die Synovialis mit ihren Deckzellen dabei im Sinne von HAUCK sich der Verwachsung entgegenstellt, oder aber nach der Auffassung von BIER, SALOMON und GREBE die Synovia hormonell der Bindegewebsproliferation entgegenwirkt, bleibe dahingestellt. Tatsache ist jedenfalls, daß sich die Synovialis offenbar mehr resorptiv als proliferativ betätigt, so daß es gewöhnlich in den fibrösen Sehnenscheidenfächern zur Resorption und nur in geringem Maße zur Organisation des in den Sehnenscheidenfächern nach der Verletzung auftretenden Blutungsmaterials kommt. Maßgeblich ist dabei auch gewiß, daß die *fibrösen Sehnenscheidenfächer eine sehr gefäßarme Wandung haben und deshalb nicht die mesenchymale Potenz des Paratenon besitzen,* da die reaktiven Reparationsprozesse nach W. HUECK hauptsächlich vom Gefäßwandmesenchym ihren Ausgang nehmen.

Im Gegensatz zur unversorgten Sehnenverletzung in der Sehnenscheide kommt es nach Durchführung einer Sehnennaht hier praktisch regelmäßig zur Verwachsung. Das ist einesteils darauf zurückzuführen, daß die Stumpfwunden der Sehnen wieder in den Wundbereich der Sehnenscheidenwand zurückverlagert werden, so daß *die von der Sehnenscheiden- und Sehnenwunde ausgehenden Reparationsprozesse* sich berühren und darum leichter zur Überbrückung des Gleitspaltes führen können. Andernteils aber dürfte die nun fast regelmäßig erfolgende Verwachsung auf die mit der Durchführung der Sehnennaht verbundene neuerliche Traumatisierung der Sehnenscheide und hauptsächlich der Sehnenstümpfe zurückzuführen sein. Im Gegensatz zum Paratenon ist hier aber nicht die dadurch hervorgerufene Durchblutungsstörung des Gleitgewebes als vielmehr diejenige der Sehnenstümpfe selbst das entscheidende Moment der Sehnenverwachsung.

Die Auffassung der Sehne als bradytrophes Gewebe, die zweifellos im Vergleich zu parenchymatösen Organen ihre Richtigkeit hat, führte leider zu einer Vernachlässigung und vielfachen Negierung der in der Sehne und insbesondere im Epitenon vorhandenen Blutgefäße, die besonders in Injektionspräparaten gut dargestellt werden können. Im Sehnenscheidenbereich verlaufen sie überwiegend axial (RAU, ARAI, BIESALSKI und MAYER). In eigenen Injektionsversuchen konnten wir jedoch auch ein sehr *ausgeprägtes epitendinöses Gefäßnetz* nachweisen (Abb. 9a). Diese Gefäße erfahren aber offenbar bei der Wiederherstellungsoperation eine erhebliche mechanische Irritation, *so daß die Sehnenstümpfe eine schwere exsudative Durchblutungsstörung erleiden, in der wir das wichtigste pathogenetische Moment der Sehnenverwachsung innerhalb der Sehnenscheide sehen.*

Die eigenen, ohne Blutleere durchgeführten Operationen ließen immer wieder erkennen, wie es noch intra operationem zu einer *bullösen hämorrhagisch-exsudativen Aufschwellung des Epitenon*, vor allem der proximalen Sehnenstümpfe kommt (Abb. 9b und 18a). Die Untersuchung nach einigen Tagen ergab, daß schließlich auch durch Exsudation im Endotenon (Abb. 5b) eine Stumpfschwellung im ganzen entsteht, wie klinisch schon von BUNNELL, ISELIN und LAFAURY hervorgehoben worden ist.

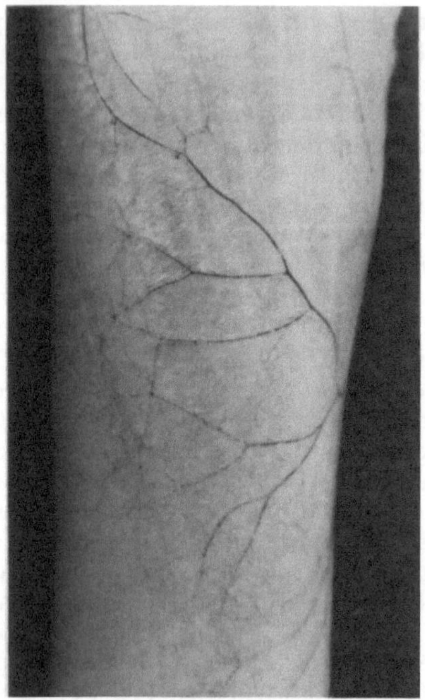 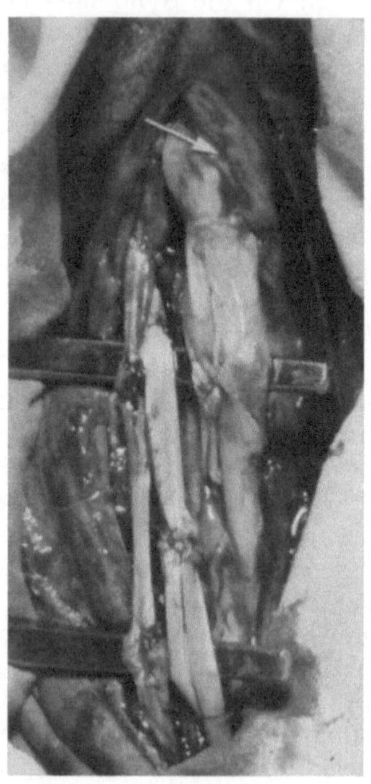

Abb. 9a   Abb. 9b

Abb. 9a. Darstellung der epitendinösen Gefäße des Peron. tert. beim Schaf durch Tuscheinjektion. Neben den größeren Verteilungsästchen wird ein dichtes Netz feiner Haargefäße sichtbar (5mal). — Abb. 9b. Hämorrhagisches bullöses Ödem des Epitenon (Hinweispfeil) im proximalen Stumpf des Peron. tert. als erster Ausdruck der posttraumatischen Durchblutungsstörung der Sehnen. Beobachtung bei Operation ohne Blutleere nach Ausführung multipler Sehnennähte

Schon durch die initiale bullöse Aufschwellung des Epitenon kommt es zu einer Blockierung der Sehnen an der Sehnenscheidenwand, die sich unseres Erachtens treffend mit der Verhaftung eines endotrachealen Tubus an der Luftröhrenwand beim Aufblasen der Manschette vergleichen läßt. Im übrigen aber entsteht dann auch sofort eine regelrechte Verklebung der Gleitflächen durch das mit der Exsudation im Endotenon an der Sehnenoberfläche ausgeschiedene Fibrin. Die Verklebung wird dadurch noch begünstigt, daß die interstitielle Schwellung der Sehnenstümpfe die Sehnenoberfläche mit starkem Preßdruck an die Sehnenscheidenwand anpreßt. Durch *Schnürungswirkung der unnachgiebigen Ringbänder* auf die schwellende Sehne wird die Durchblutungsstörung der Sehne noch verstärkt, so wie es oftmals nach schweren Traumen durch Beengung der schwellenden Gliedmaßen im Gipsverband zu Durchblutungsstörungen kommt. Daß die Schwellung hauptsächlich die proximalen Sehnenstümpfe betrifft, läßt vor allem auch *Stauungseffekte* der distalwärts gerichteten Blutströmung an der Durchtrennungs- und Nahtstelle annehmen. Die Schwellung der proximalen Stümpfe ist dabei oft noch nach Wochen erkennbar (Abb. 8b).

Den durch die Durchblutungsstörung entstandenen *anoxischen Sehnenzellnekrosen in den Sehnenstümpfen* messen wir im Gegensatz zu der hergebrachten Meinung in der Literatur gegenüber der Verwachsungstendenz der exsudativen Momente der Durchblutungsstörung nur zweitrangige Bedeutung bei. *Durch die Exsudation sind sowohl im Bereich des Paratenon als auch innerhalb der Sehnenscheiden längst alle Grundlagen für die Sehnenverwachsung entstanden, bevor sich die nur langsam auftretenden Zellnekrosen des relativ bradytrophen Sehnengewebes als Reizwirkung auf das Mesenchym auswirken.* In dieser Auffassung werden wir noch dadurch bestärkt, daß die aus dem Ernährungszusammenhang genommenen *freien Sehnentransplantate*, die gewiß stärkerer Anoxie unterliegen als die noch im Ernährungszusammenhang verbliebenen, wenngleich durchblutungsgestörten Sehnenstümpfe, keine stärkere, sondern eher eine schwächere Verwachsung als die durchtrennten und genähten Sehnen erfahren. Die Verwachsung der freien Transplantate erfolgt vor allem schon deshalb, weil sie in ein Wundbett eingelegt werden. Die eigenen Untersuchungen zeigen, daß *am freien Transplantat aber die exsudativen Verwachsungstendenzen fortfallen*, die an den übrigen Sehnen so wichtig sind. Histologisch bestand wenige Tage nach der Operation am freien Transplantat keine Stase der Gefäße, kein Ödem des Epitenon und Interstitiums und auch keine entsprechende mesenchymale Proliferation. Die freien Transplantate unterliegen also keiner Durchblutungsstörung. Aber auch *die von der Anoxie ausgehende mesenchymale Reizwirkung ist offenbar gering.* Noch nach mehreren Wochen war bei den verwendeten dünnen Transplantaten aus dem Extensor digitorum medialis, der in seiner Stärke der Sehne des beim Menschen meist gebrauchten Palmaris longus entspricht, histologisch an der Sehnenoberfläche keine dichte, narbige Verwachsung, sondern eine relativ lockere, geschichtete Bindegewebsstruktur anzutreffen. Dabei waren nur die zentralen Abschnitte der Transplantate kernarm; in den oberflächlichen Schichten waren die Zellkerne dagegen erhalten. Das interstitielle Bindegewebe zeigte keine Proliferationstendenz (Abb. 10).

Auch die *vom Nahtmaterial ausgehenden Verwachsungsreize* erscheinen uns gegenüber der Verwachsungstendenz der posttraumatischen exsudativen Prozesse gering und sekundär, wenngleich festzustellen ist, daß die verwendete Oxycyanatseide doch zu Fremdkörpergranulationen Anlaß gibt, die durch ihre Schwellungstendenz und in der Sehnenscheide auch durch Irritation der Gleitflächen für die Verwachsungsfrage gewiß nicht bedeutungslos sind. Die Verwendung der temporären Stahldrahttechnik nach BUNNELL zur Sehnennaht erscheint demgegenüber doch vorteilhaft.

Im Gegensatz zum Paratenon ist die Verwachsung im Sehnenscheidenbereich aber deshalb grundsätzlich mit einer erheblichen Funktionsstörung belastet, weil hier *durch die Ringbänder und fibrösen Wandverstärkungen eine sehr kurzzügelige Sehnenfixation* zustande kommt, die nicht durch Mitbewegung des mit der Sehne verwachsenen Gewebes kompensiert werden kann, da die Ringbänder unmittelbar am Skelet fixiert sind.

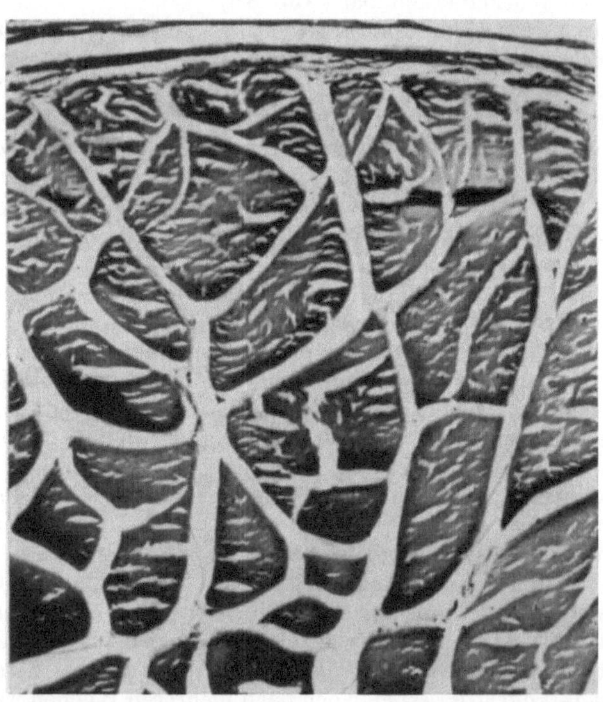

Abb. 10. Freies Sehnentransplantat sieben Wochen nach der Verpflanzung bei dreiwöchiger Ruhigstellung und anschließend vier Wochen Funktion (Histol. Querschnitt, Paraff., HE. 120mal). In den oberflächlichen Sehnenschichten sind noch reichliche Zellkerne erkennbar; die zentral gelegenen Faserbündel sind dagegen kernarm. Keine Zeichen einer exsudativen Durchblutungsstörung, keine Wucherung des Endotenon, das sogar atrophisch erscheint. An der Sehnenoberfläche relativ lockere geschichtete Bindegewebsstruktur, keine dichte massiv-narbige Verwachsung

Als besonders wichtiges Ergebnis unserer Untersuchung ist aber festzustellen, daß *weder die Früh- noch die Spätmobilisierung imstande sind, die Verwachsung der Sehnen zu vermeiden. Auf Grund unserer Versuche erscheint aber die Frühmobilisierung besonders ungünstig.* Entgegen der herrschenden Hypothese kommt es nämlich dabei nicht zu einer Induktion neuer Gleitstrukturen und zur Verhinderung der Verklebung der Gleitflächen, sondern im Gegenteil sogar zu besonders starker Verschwielung des Gleitgewebes. Das erklärt sich unseres Erachtens dadurch, daß die frühe Bewegung im Wundgebiet, die ja den chirurgischen Grundsätzen der üblichen Wundbehandlung auch völlig widerspricht, das besonders *reizempfindliche Granulationsgewebe nur zu erneuter Exsudation, Blutung und Proliferation anregt.* Zweifellos entspricht die daraus hervorgehende mantelförmige Verschwielung des Paratenon einer Verstärkung der Regenerate im Nahtbereich. Das erscheint aber nur in Anbetracht dessen wichtig, daß die Frühbehandlung zugleich vielfach zur Dehiszenz an der Nahtstelle führt. Die Sehnennähte werden aber auch, wenn es nicht beim Tier infolge unzureichender Entspannungsmöglichkeiten zu einer frühen Nahtruptur kommt, bei langer Ruhigstellung ausreichend fest. Auf Grund der durchgeführten Untersuchungen erscheint damit die Anwendung der Frühmobilisierung in der Nachbehandlung der Sehnenverletzungen revisionsbedürftig. *Die spätere Bewegungsaufnahme ergab im Tierversuch eine bessere Gebrauchsfunktion,* am anatomischen Präparat eine gleichfalls etwas bessere Sehnenverschieblichkeit und histologisch sogar eine gewisse reticuläre Auflockerung der Narbenstrukturen. *Dennoch war insgesamt in jedem Falle der Grundversuche mit Wiederherstellung unter den Bedingungen der gegenwärtig gebräuchlichen Operationsmethoden die Sehnenverwachsung allgemein und die Bewegungsfunktion unbefriedigend.*

III. Gleitgewebsersatzplastik durch freie Fettlappentransplantation

In zwei weiteren Tierversuchen wurde geprüft, wieweit nach Zerstörung der normalen Gleitgewebsstrukturen die Unterfütterung bzw. Umhüllung der Sehne mit Fettlappen als einzige klinisch einigermaßen bewährte Interpositionstechnik imstande ist, die Sehnengleitfunktion wiederherzustellen und worauf der dabei beobachtete Gleiteffekt beruht.

Die Operationen wurden an Breitschwanz-Karakulschafen ausgeführt, weil sich dabei die Gewinnung von ausreichend Fettgewebe aus dem verbreiterten proximalen, als Fettspeicher dienenden Schwanzteil des Schafes sehr leicht durchführen läßt.

In beiden Fällen wurde gleichartig wie folgt vorgegangen:

Von einem medialen Schnitt aus wurden in Sprunggelenksnähe die Achillessehne, die ihr anliegende Flexor-digitorum-superficialis-Sehne und die am Calcaneus in einer Sehnenscheide verlaufende Flexor-digitorum-profundus-Sehne freigelegt, das *Gleitgewebe reseziert, die Sehnen durchtrennt und genäht.* Dann wurde die Flexor-digitorum-profundus-Sehne über dem Calcaneus im Nahtbereich mit einem 8 mm dicken Fettgewebslappen unterfüttert und in gleicher Weise die Flexor-digitorum-superficialis-Sehne im Nahtbereich oberhalb des Fersenbeines mit einem Fettlappen umhüllt. Die Fettlappentransplantate wurden am Periost bzw. der Fascie angeheftet. Die Achillessehne war damit von der Superficialis-Sehne durch den Fettlappen getrennt, der die Superficialis-Sehne umgab, wurde aber im übrigen aus Vergleichsgründen nur mit der Fascie gedeckt.

Bewegungsfreigabe nach vier Wochen Gipsverband. Die anatomische Untersuchung erfolgte zwei bzw. vier Monate nach der Operation.

Im Gegensatz zu den Grundversuchen zeigten die Tiere schon nach der Gipsabnahme eine deutliche, wenngleich mäßige Zehenbeweglichkeit, konnten bald auftreten und schließlich gut laufen. Die Zehenbeweglichkeit nahm dabei im Laufe von zwei Wochen zu, wurde aber in beiden Fällen in der Streckung nicht ganz frei und erreichte etwa auch nur die Hälfte der normalen Beugefähigkeit.

Die *anatomische Untersuchung* ergab bei beiden Fällen praktisch gleichartige Befunde. Die Achillessehne war beide Male mit Überbrükkung einer Dehiszenzlücke von 2 cm fest verheilt, jedoch entsprechend den Vorversuchen mit der Fascie fest verwachsen und gegen dieselbe nicht verschieblich. Sie war aber am anatomischen Präparat wie bei den Grundversuchen dadurch nicht funktionsgehindert, daß sich das umgebende Gewebe bei der Aktion mitverschieben konnte. Auch die Nähte

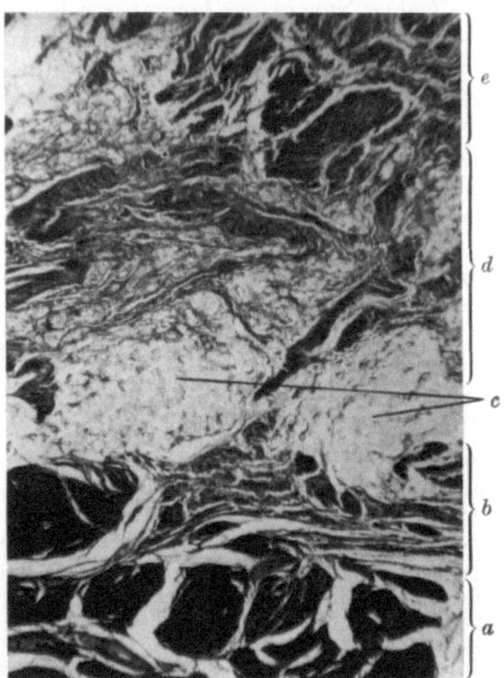

Abb. 11. Fettlappenplastik zum Ersatz des Sehnengleitgewebes vier Monate post op. (Querschnitt, Paraff., van Gieson, 30mal). *a* Flex.-superf.-Sehne; *b* Fibröse Verwachsung des Fettlappens mit der Sehnenoberfläche; *c* Resistierende Fettläppchen im Transplantat; *d* lockere, *e* dichte fibröse Umwandlung des Fettlappentransplantates

der Zehenbeugesehnen waren geheilt. Der Fettlappen am Calcaneus, der die Profundussehne unterfütterte, war aber am Calcaneus fest verwachsen und auch mit der Sehne selbst verhaftet. Er war in beiden Fällen auf etwa die Hälfte atrophiert und teilweise fibrös umgewandelt. Dennoch ergab sich durch die verbliebene Verformbarkeit des Fettlappens im Operationsgebiet eine mäßige Sehnenverschieblichkeit gegenüber dem Knochen von etwa 1 cm Länge. Auch der die Superficialissehne umschließende Fettlappen war auf etwa 4 mm Dicke *atrophisch verschmälert und teilweise fibrös umgewandelt.* Er war sowohl mit der umgebenden Fascie als auch mit der Achillessehne verwachsen. Die Verformbarkeit des restierenden Fettgewebes ermöglichte aber auch hier der Superficialissehne gegen die Umgebung und vor allem die Achillessehne eine Verschiebung um etwa 1 cm.

Histologisch zeigte sich, daß die Fettlappen sowohl mit der Sehnenoberfläche als auch dem umgebenden Fasciengewebe bzw. dem Periost eine dichte fibröse Verbindung eingehen, unter Vascularisierung eine Organisation erfahren und bei Atrophie des eigentlichen Fettgewebes einer partiellen kollagenen Fibrose unterliegen. Eine Neubildung normaler Gleitstrukturen war nicht festzustellen (Abb. 11).

Als **Ergebnis** dieser Versuche ist somit festzustellen, daß die Unterfütterung bzw. Umhüllung der Sehne mit freitransplantierten Fettlappen es ermöglicht, die nach traumatischer Zerstörung des Sehnengleitgewebes üblicherweise auftretende *starre Sehnenfixation zu verhindern und eine beschränkte Sehnenverschieblichkeit wiederherzustellen. Der Verschiebungseffekt beruht aber nach den von uns durchgeführten Untersuchungen nicht auf der Neubildung von echtem Gleitgewebe, sondern allein auf der physikalischen Verformbarkeit des verbleibenden Fettgewebes.* Damit entspricht die Fettlappenunterfütterung bzw. -umhüllung eigentlich keiner Wiederherstellung des Gleitgewebes, sondern nur einem autoplastischen Gleitgewebsersatz.

Da die Verformbarkeit des Fettgewebes von vornherein wesentlich geringer ist als die von normalem Gleitgewebe und das Transplantat durch fibrosierende Umbauprozesse noch an Elastizität verliert, kann eine ausreichende Sehnenverschieblichkeit nur durch Vergrößerung der Schichtdicke des Transplantates erzielt werden. Damit ist aber die *Anwendungsmöglichkeit der Methode beschränkt*, weil am Finger, wo das Gleitproblem am dringendsten ist, wegen der knappen Hautverhältnisse nur eine unzureichende dünne Unterfütterung mit Fettgewebe möglich ist.

Davon abgesehen, erscheint die Verwendung sehr dicker freier Fettlappentransplantate auch deshalb fragwürdig, weil dabei die zentralen Gewebsabschnitte verstärkter Anoxie unterliegen und nekrobiotische Vorgänge fibrosierende Granulationsprozesse anregen, die die Sehnenbeweglichkeit wieder einschränken. A. N. WITT bringt deshalb bei der Tendolyse, wenn möglich, *gestielte Fettlappen* zur Anwendung, um den Ernährungszusammenhang der Fettlappentransplantate teilweise zu erhalten und damit ihre Trophik zu verbessern. Aus Gründen der Fettarmut des paratendinösen Gewebes konnte aber bei den verwendeten Tieren der dabei erwartete bessere Gleiteffekt experimentell nicht überprüft werden.

Das Ergebnis der Versuche mit Einbettung der traumatisierten Sehnen in ein Fettgewebslager läßt die Vermutung zu, daß *auch der bei Resektion der fibrösen Sehnenscheidenfächer im Bereich der Fingerbeugesehnen beobachtete bessere Bewegungseffekt (Witt, Moberg) nicht auf einer Wiederherstellung der Gleitstrukturen, sondern gleichfalls nur auf der Transformationsfähigkeit des mit den Sehnen verwachsenden Fingerfettgewebes beruht. Ähnlich dürfte auch die bessere Beweglichkeit nach subcutaner Sehnenverpflanzung bei Lähmungen gegenüber der sogenannten physiologischen Verpflanzung durch die Sehnenscheidenfächer zu erklären sein.*

IV. Verwachsungsverhütung durch Interposition von Polyäthylenröhren

Nachdem die Versuche mit der Fettlappeninterposition ergeben hatten, daß es auch bei Verwendung dieses allein klinisch einigermaßen bewährten Interpositionsstoffes zur Verwachsung und teilweisen Fibrose mit nur beschränkter Gleitfunktion der Sehnen kommt, erschien uns der Versuch der Verwachsungsverhütung mit einem *physikalisch glatten, chemisch indifferenten und damit für das reaktive Mesenchym reizlosen Interpositionsstoff* besonders angezeigt. Nach den Berichten in der Literatur sahen wir vor allem in Polyäthylen ein geeignetes Material, das die erforderlichen Bedingungen zu erfüllen versprach.

a) Polyäthylen als Interpositionsmaterial

Es handelt sich bei Polyäthylen um das Polymerisat des Äthylens mit Kettenbildungen von der Strukturformel (CH_2) n, das chemisch bei seiner großen Ähnlichkeit mit den Paraffinen sehr *reaktionsträge* ist. Seine Einfriertemperatur liegt bei minus 55^0 C, seine Fließtemperatur etwa bei 110^0 C, die Zersetzungstemperatur etwa bei 175^0 C. Bei Erwärmung besteht im Bereich der Fließtemperatur, in dem das Material eine zäh-viscöse Zustandsform annimmt, die *Möglichkeit beliebiger plastischer Verformung*, weshalb der Kunststoff in die Gruppe der sogenannten Thermoplaste gerechnet wird (SAECHTLING-ZERBROWSKI). Bei normaler Außen- und bei Körpertemperatur ist der Kunststoff farblos, leicht opal getrübt und je nach der Folienstärke biegsam-weich bis hart-elastisch. Bei einer Wandstärke von mehr als 0,2 mm nehmen Polyäthylenröhren, wie sie aus *industriell bezogenen Infusionsschläuchen*[1] durch Abschneiden aus der Meterware auf einfachste Weise erhalten werden können, gemäß eigener Feststellung die thermoplastisch gegebene Röhrenform nach mechanischer Verformung elastisch wieder an. Die elastische Biegsamkeit der Polyäthylenschläuche ist jedoch begrenzt; nach Überschreitung der Elastizitätsgrenze kommt es zur bleibenden Verformung durch Knickung des Materials. Dünnere Polyäthylenschläuche können auch ohne Erwärmung mit größerer Kraftanwendung überdehnt werden, wobei sie sich dünn ausziehen. Wird eine dauerhafte *besondere Biegungsform der Schläuche* gewünscht, so muß diese im Bereich der Fließtemperatur gegeben werden, was mit Hilfe der Erwärmung in einem Heißluftsterilisator und manueller Bearbeitung mit Hilfe von Handschuhen über entsprechend geformten Gefäßen oder Stangen ohne größere Übung und Schwierigkeit möglich ist. *Beim warmen Ziehen der Schläuche über runde Formen verlieren die Schläuche auch ihre kreisrunde Querschnittsform und werden oval.* Das erweist sich für die Verwendung als künstliche Sehnenscheide aber nur als Vorteil, weil die meisten Sehnen, insbesondere auch die Fingerbeugesehnen im Querschnitt oval geformt sind. Nach dem Erkalten behalten die Schläuche die in der Hitze gegebene Form unter Wiederkehr der normalen mechanischen Elastizitätseigenschaften bei.

Wir hielten die Verwendung derart *vorgeformter und in verschiedener Kalibergröße bereitgestellter Röhren* für technisch viel einfacher und bei der Operation wesentlich zeitsparender, als das in Amerika beschriebene Schweißen oder Vernähen von Kunststoffolien nach Umhülsung der Sehnen (GONZALEZ, ASHLEY u. Mitarb.).

Die Polyäthylenröhren müssen unterhalb der Fließtemperatur des Materials sterilisiert werden. HEINZE empfiehlt einfaches Einlegen des für plastische Zwecke im Körper zu verwendenden Polyäthylens in 0,25prozentige Sublimatlösung, in der der Kunststoff aseptisch wird und jahrelang aufbewahrt werden kann, da es beim Kochen zur Verformung des Kunststoffes kommt. Wir halten es auf Grund der schlechten Erfahrungen in der Vergangenheit mit Sublimat-präparierter Seide,

---

[1] Hersteller: Fa. Hartmann & Braun, Frankfurt a. M.

von der starke gewebstoxische Wirkungen ausgingen (F. und M. LANGE), für besser,
von diesem Vorschlag abzuweichen, zumal der Kunststoff offenbar etwas Flüssigkeit
aufzunehmen und damit im Körper auch wieder abzugeben vermag. Wir machten
die Erfahrung, daß Verformungen der Polyäthylenröhren beim Kochen vermieden
werden können, wenn sie nicht auf den Boden der Kochgefäße gelegt, sondern in
einem Gazesäckchen aufgehängt werden.

b) Vorversuche im Bereich des Paratenon

Die ersten Versuche mit Polyäthylenröhren wurden zunächst orien-
tierend darauf ausgerichtet, die *allgemeinen Bedingungen der Kunststoff-
interposition im Bereich der Sehnen zu ermitteln*, ohne gleich auf die
funktionelle Wiederherstellung der Sehnengleitfähigkeit abzuzielen. Insbesondere sollten eine eventuelle Störung der Trophik vom Gleitgewebe
isolierter Sehnen und Sehnennähte, die Verwachsungsunterschiede inner-
und außerhalb des Interpositionsbereiches, die vom Kunststoff ausgehende Formgebung auf das traumatisierte Sehnen- und Sehnenhüllgewebe sowie die Frage einer eventuellen Neubildung synovialer Gleitstrukturen und der möglichen Fremdkörperreaktion geprüft werden.

Wir führten diese Vorversuche im Bereich des Paratenon aus, weil
erstens die Sehne hier mit dem Gleitgewebe trophisch besonders eng
verhaftet ist und deshalb bei der Interposition auftretende trophische
Störungen hier eher als im Sehnenscheidenbereich auffallen müßten,
zweitens nur außerhalb des normalen Sehnenscheidenbereiches nachgewiesene Synovialstrukturen einwandfrei als induzierte Neubildung
und nicht als Sehnenscheidenreste bzw. orthotope Regenerate gelten
können und drittens im Bereich des besonders reaktionsfähigen Paratenon eher als im Sehnenscheidenfach Fremdkörperreaktionen zu erwarten waren. Wenn sich hier günstige Verhältnisse ergäben, erschiene
eine Übertragung der Interposition mit Polyäthylenröhren auf das letzt-
lich entscheidende Problem der Verwachsungsverhütung im Sehnenscheidenbereich besonders aussichtsreich.

Diese Vorversuche im Bereich des Paratenon wurden an drei Tieren an jeweils
vier Sehnen (Achillessehne und Sehne des Flexor digitorum superficialis oberhalb
des Fersenbeines sowie an beiden Zehenbeugesehnen im osteofibrösen Tunnel des
Mittelfußes) ausgeführt. Die genannten vier Sehnen wurden dazu jeweils gleichartig in einem 10 cm langen Abschnitt freigelegt und etwa in der Mitte der Wunde
durchtrennt. Dann wurde jeweils *über die distalen Sehnenstümpfe* eine dem Sehnen-
kaliber entsprechende *4 cm lange Polyäthylenröhre* so weit aufgeschoben, daß
proximal davon die Sehnennaht ausgeführt werden konnte. Wir möchten diese
Form des Einsetzens einer geschlossenen Kunststoffhülse als *Auffädelungstechnik*
bezeichnen. Nach erfolgter Naht wurden die Hülsen durch eine Seidennaht an der
Fascie in der vorgesehenen Stellung fixiert, die Fascie über den Hülsen vernäht.

Um die in den Grundversuchen erkannte Fibrosierungstendenz der Frühbehandlung auszuschalten und möglichst endgültige Befunde zu erhalten, wurde eine
Ruhigstellung der operierten Extremität für fünf Wochen vorgenommen.

1. Vorversuch: In diesem Versuch sollten die Unterschiede ermittelt
werden, die sich an der gleichen Sehne ergeben, wenn nur ein Sehnenstumpf umhülst und damit auch die Nahtstelle nur zur Hälfte abgedeckt
wird.

Bei dem ersten Tier dieser Serie (Tier Nr. 6) wurden deshalb an der
Achillessehne und der Flexor-digitorum-superficialis-Sehne am Mittelfuß

die Hülsen mit ihrem proximalen Rand *nur bis zur Mitte der Sehnennaht*
proximalwärts zurückgeschoben, so daß von der Hülse nur der distale
Sehnenstumpf gedeckt war.

Der *anatomische Befund* ergab dabei eine feste Sehnenheilung. Im
Bereich der Interposition wurde beim Aufschneiden des die Kunststoffhülse umgebenden Hüllgewebes zunächst die Entleerung von seröser

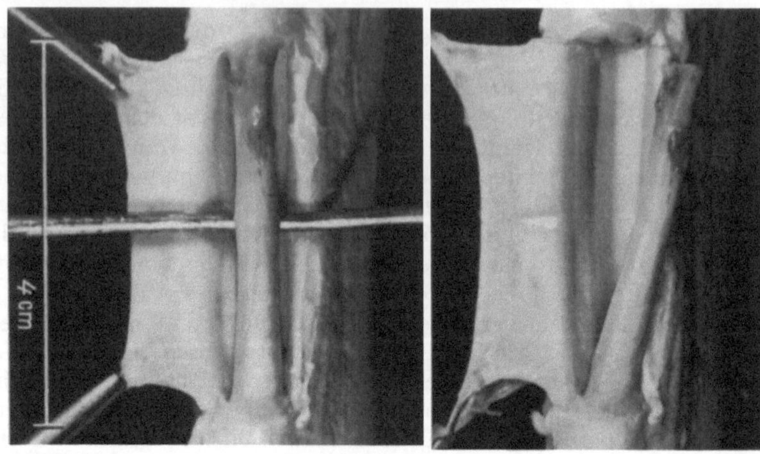

Abb. 12a

Abb. 12a—c. Vorversuche zur Verwachsungsverhütung nach experimenteller Sehnendurchtrennung
und Naht im Bereich des Paratenon mit geschlossenen Polyäthylen-Hülsen. — a) Anatomisches
Präparat bei Vorversuch 1 mit Umhülsung allein des distalen Sehnenstumpfes. (Oberfl. Beugesehne
im osteofibrösen Fach des Metatarsus. *Links* Sehnenhülle aufgeschnitten, zurückgeklappt, Kunststoffhülse entfernt; *rechts* Sehne im Nahtbereich zur besseren Demonstration des künstlich geschaffenen
Gleitkanals durchtrennt und seitlich heraus verlagert.) Beschreibung s. Text

Flüssigkeit beobachtet, die sich bei Untersuchung mit der Papierelektrophorese als *Transsudat* erwies. Nach Entfernung der Hülse zeigte sich,
daß es im Bereich der ursprünglich paratendinösen Gleitschicht sowohl
an der Sehne als auch am Hüllgewebe zur *Bildung spiegelnd glatter,
glänzender Gewebsoberflächen* gekommen war (Abb. 12a). Lediglich im
Nahtbereich wölbten sich Seidengranulome vor, aber auch sie waren
von einer dünnen, glatten Gewebsschicht bedeckt. *Der umhülste Sehnenstumpf war in Nahtnähe etwas atrophisch, das Hüllgewebe im Interpositionsbezirk geschmeidig, weich und faltbar.* Proximal und distal der Hülse
war es dagegen im Operationsbereich und vor allem an der Nahtstelle
zu einer starken Vernarbung des die Sehne umgebenden Gewebes mit
unlösbarer Sehnenverwachsung gekommen.

Histologisch ergab sich an der Sehne im proximalen Hülsenbereich eine mäßige
Zellverarmung. Nahe der Nahtstelle bestanden noch aktive mesenchymale Umbau-
und Reparationsvorgänge. Außerhalb des Hülsenbereiches waren dagegen an der
Nahtstelle nur noch abgeschlossene Reparationsvorgänge nachzuweisen, granulomatöse Prozesse um das Nahtmaterial ausgeschlossen. Das Hüllgewebe im
Bereich der Interposition erwies sich als eine dünne Schicht oberflächenparallel
ausgerichteten, dichten und völlig ausdifferenzierten Bindegewebes. *Eine synoviale
Deckzellschicht konnte nicht beobachtet werden* (Abb. 14a). Außerhalb des Interpositionsbereiches angefertigte Querschnitte ergaben eine derbe, schwielige Umwandlung des Paratenon mit dichter Verwachsung mit der Sehnenoberfläche.

2. Vorversuch: In diesem Versuch sollten die Verhältnisse bei vollständiger Abschirmung der Nahtstelle festgestellt werden.

Bei dem gleichen Tier wurden deshalb in derselben Sitzung an den übrigen zwei Sehnen (Flexor digitorum superficialis oberhalb der Ferse und Flexor digitorum profundus im Mittelfußbereich) die Hülsen *vollständig über die Nahtstelle geschoben*, so daß der proximale und distale Sehnenstumpf in gleicher Ausdehnung bedeckt waren.

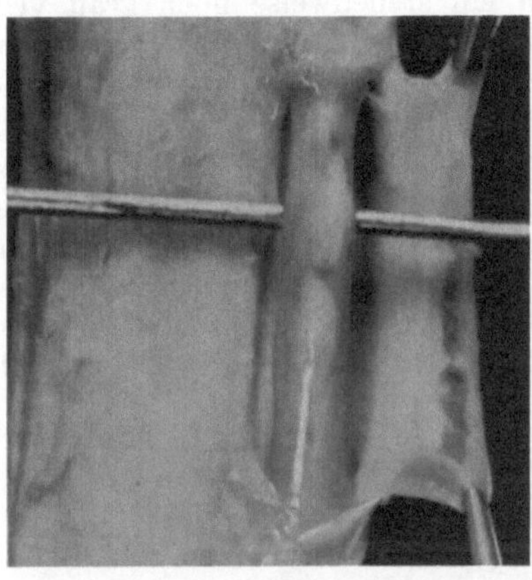 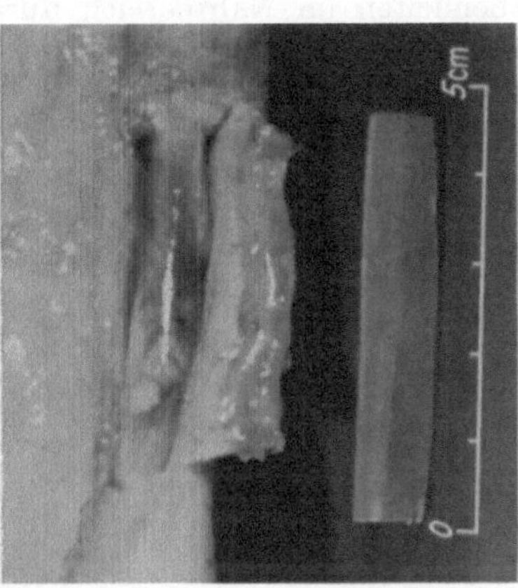

Abb. 12 b. Anatomisches Präparat bei Vorversuch 2 mit vollständiger Abschirmung der Nahtstelle zu gleichen Teilen über den Sehnenstümpfen. Beschreibung s. Text

Abb. 12 c. Anatomisches Präparat bei Vorversuch 3 nach grobem Trauma mit Setzung von Stufendefekten in der Sehne. Beschreibung s. Text

Der *anatomische Befund* ergab auch hier eine Transsudatbildung im Hülsenbereich. Die Fremdkörperhülle war wiederum zart und geschmeidig, während es proximal und distal der Interposition im Operationsgebiet ebenfalls zu einer derben Fibrose des Paratenon mit Verwachsungseffekt gekommen war. Die Verwachsung war aber nirgends so massiv wie im Bereich der ungedeckten Nahthälfte des 1. Vorversuchs. Die Sehnennähte waren fest geheilt, die Sehnen im Nahtbereich etwas grau verfärbt, aber völlig zylindrisch, die Oberflächen der Sehnen und Gewebshüllen im Interpositionsbereich spiegelnd und samtartig glatt (Abb. 12 b).

Histologisch hingen die reaktiven Umbau- und Regenerationsprozesse in der Sehne im Nahtbereich in beiden Stümpfen im Vergleich zum erstenVorversuch deutlich zurück. Es fanden sich hier noch zellreiche Granulationen, und auch die Faserentwicklung war erst mäßig fortgeschritten. Das Hüllgewebe entsprach im Interpositionsbezirk histologisch völlig den Verhältnissen beim ersten Vorversuch; auch die Fibrose proximal und distal der Interposition war im wesentlichen gleichartig ausgeprägt.

3. Vorversuch: In diesem Falle wurde die *plastische Leistungsfähigkeit der Polyäthylenhülseninterposition zur Wiederherstellung glatter Gleitflächen bei vorsätzlich grober Traumatisierung der Sehnen mit Schaffung künstlicher Defektlücken sowie bei totaler Excision des Paratenon geprüft.*

Nach Freilegung der obengenannten vier Sehnen auf 10 cm Länge wurde an der Flexor-digitorum-superficialis-Sehne oberhalb des Fersenbeines eine 2 cm lange Defektlücke mit der Seidenplastik nach F. LANGE überbrückt. An den übrigen

Sehnen wurden durch Z-förmige Tenotomie und Excisionen aus der Sehnenoberfläche vorsätzlich *stufenförmige Sehnendefekte* geschaffen und auch absichtlich grobe, die Sehne verunstaltende Nähte gesetzt. Im Defektbereich wurden dann die Sehnen mit 4 cm langen Polyäthylenhülsen nach der Auffädelungstechnik umscheidet. Das Paratenon wurde excidiert. Ruhigstellung im Gipsverband für gleichfalls fünf Wochen.

Der *anatomische Befund* (Abb. 12c) ergab eine feste Heilung aller vier Sehnen. Dabei war es unter Ausgleich der Sehnendefekte und aller Unebenheiten im Nahtbereich durch ein stellenweise noch grau verfärbtes Füllgewebe zur *Neubildung einer völlig zylindrischen Sehnenform* gekommen. Sehne und Hüllgewebe zeigten im Interpositionsbezirk die gleichen spiegelnd glatten Oberflächen wie beim ersten Vorversuch. Das Hüllgewebe war wiederum dünnwandig und geschmeidig. Auch hier entleerte sich bei der Eröffnung der Sehnenhülle seröse Flüssigkeit, die nach dem elektrophoretischen Befund einem Transsudat entsprach. Außerhalb der Hülseninterposition bestand dagegen im Operationsbereich wie im Vorversuch eine Verdickung des die Sehne umgebenden Gewebes mit unlösbarer Sehnenverwachsung durch derbe Narbenbildung.

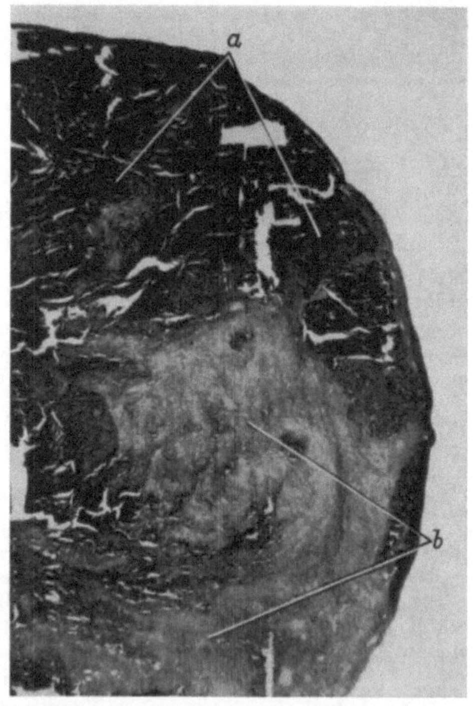

Abb. 13a. Plastische Sehnen-Neuformung durch Polyäthylenröhren nach Z-förmiger Stufennaht der Achillessehne, wie sie zur plastischen Sehnenverlängerung üblich ist. Histologischer Querschnitt durch einen der stufenförmigen Sehnendefekte fünf Wochen post op. bei ununterbrochener Ruhigstellung (Paraff., van Gieson, 30mal, HE.). *a* Altes Sehnengewebe; *b* Regeneratgewebe in der Defektlücke. Wiederherstellung der ursprünglichen zylindrischen Sehnenform

Histologisch zeigte sich auch hier am Hüllgewebe eine dünne, ausdifferenzierte Bindegewebsschicht ohne synoviale Deckzellen. Das verschwielte Sehnenhüllgewebe außerhalb des Interpositionsbereiches entsprach gleichfalls einer dichten Fibrose wie in den Vorversuchen.

Die Untersuchung der Sehne ergab, daß das Regenerationsgewebe im Bereich der künstlich geschaffenen Defektlücken wie an der Nahtstelle einem *noch sehr zellreichen, dabei aber relativ gefäßarmen Granulationsgewebe* entsprach, das eine vorwiegend spindelzellige Differenzierung und erst eine relativ spärliche kollagene Faserbildung aufwies (Abb. 13). Im näheren Bereich des ursprünglichen Sehnengewebes und stellenweise auch an der Oberfläche war die bindegewebige Differenzierung des Granulationsgewebes unter dem Einfluß einwachsender Blutgefäße

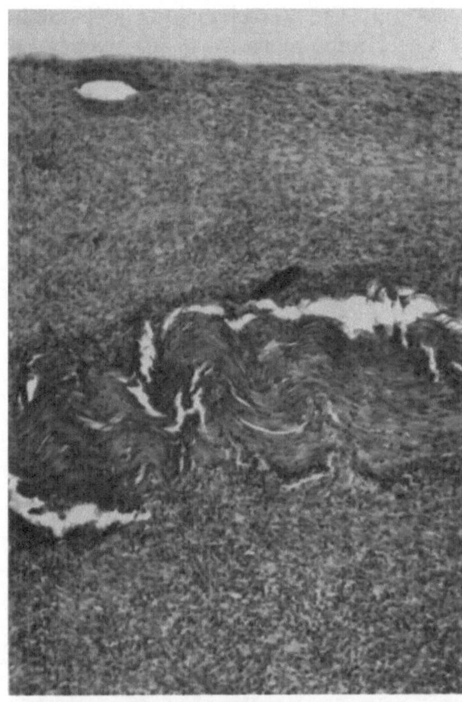

Abb. 13b. 120fache Ausschnittsvergrößerung aus dem gleichen Präparat wie Abb. 13a. Das mesenchymale Füllgewebe in der Defektlücke entspricht einem noch sehr zellreichen Granulationsgewebe mit überwiegend spindelzelliger Differenzierung und beginnender Faserbildung. In der Tiefe altes Sehnenbündel, durch traumatische Auffaserung abgelöst; Anschluß des Füllgewebes an das alte Sehnengewebe. Das Regeneratgewebe ist relativ gefäßarm, der Differenzierungsprozeß erscheint gegenüber dem Verhalten des Granulationsgewebes bei üblicher Wund- und Sehnenheilung verzögert

dagegen weiter fortgeschritten. *Zahlreiche Hämosiderinreste* in den gefäßfreien Abschnitten wiesen darauf hin, daß das die Sehnenlücken füllende Granulationsgewebe offenbar durch Ersatz von Blutgerinnsel entstanden ist, das unmittelbar nach der Operation die Defektlücken der Sehne innerhalb der zylindrischen Polyäthylenröhre zunächst gefüllt hat.

4. Vorversuch: In diesem Falle wurde bei liegenbleibenden Hülsen geprüft, ob sich durch *spätere Bewegungsfreigabe* an der dem Interpositum anliegenden Gewebsoberfläche nicht vielleicht ein synoviales Gewebe bildet, wie es von MITTELMEIER und SINGER bei der Hüftarthroplastik unter der Einwirkung von Gleitbewegungen der Polyacrylharzendoprothesen beobachtet worden war. Zugleich sollte dabei geprüft werden, ob sich bei lange liegender Hülse nicht eine chemische *Fremdkörperreaktion* gegen den Kunststoff zeigt.

Es wurden die gleichen vier Sehnen wie in den anderen Vorversuchen quer durchtrennt, das Gleitgewebe excidiert und die Sehnen nach Naht mit 4 cm langen geschlossenen Polyäthylenhülsen umscheidet. Nach fünf Wochen Ruhigstellung im Gipsverband wurde aber in diesem Falle für weitere vier Monate die Bewegung freigegeben.

Der *anatomische Befund* ergab auch hier bei allen Sehnen eine einwandfreie Sehnenheilung. Sehnen- und Hüllgewebsoberfläche waren glatt wie in den Vorversuchen. Auch in diesem Falle war es *proximal und distal der Hülse zu einer derben Verwachsung gekommen*, so daß keine freie Sehnenbeweglichkeit bestand. *An den Hülsenenden lag in diesem Falle aber, offenbar durch den mechanischen Reiz des Fremdkörpers bei der Bewegung, eine besonders derbe Verschwielung vor*, wobei das Gewebe etwas hämorrhagisch verfärbt war. Die Verschwielung griff auch auf die angrenzenden Abschnitte der Hüllgewebsschicht im Interpositionsbereich über. Im mittleren Abschnitt der Interposition aber war die Hülle zart geblieben. Auffallend war, daß die Flüssigkeit, die sich bei Eröffnung der Fremdkörperhülle entleerte, bei seröser Färbung *etwas fadenziehend und damit synoviaähnlich war*. Bei der Papierelektrophorese ergab sich in diesem Falle auch hinter der γ-Globulinfraktion, mit der Auftragestelle der Flüssigkeit noch zusammenhängend, ein breiter Eiweißschleier, wie er sich auch bei der Elektrophorese von Gelenkflüssigkeit ergibt und vermutlich den spezifischen Anteilen der Synovia entspricht.

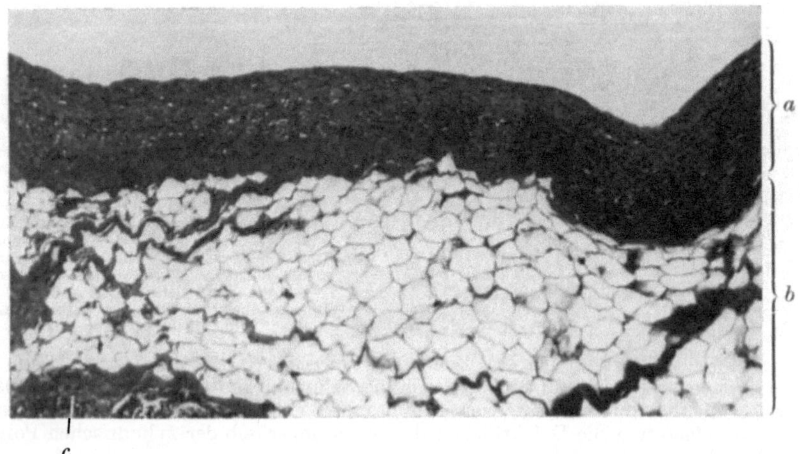

Abb. 14a. Querschnitt durch künstlich geschaffene Bindegewebshülle um die Achillessehne bei Polyäthylenröhreninterposition, fünf Wochen post op. bei ununterbrochener Ruhigstellung (hist. Querschnitt, Paraff., HE. 120mal). Das Bindegewebe ist mit Fasern und Zellen oberflächenparallel angeordnet und weitgehend fibrös ausdifferenziert (*a*). Außerhalb der Hüllschicht paratendinöses Fettgewebe (*b*) mit Nahtgranulom (*c*). Eine *oberflächliche synoviale Zellschicht ist nicht erkennbar*

Histologisch ist bemerkenswert, daß an der Sehnenoberfläche und dem Hüllgewebe an der dem Kunststoff zugewandten Seite die *Ausbildung einer synovialen Deckzellschicht* zu beobachten war (Abb. 14b). Im übrigen ist festzustellen gewesen, daß die mesenchymalen Umbauvorgänge in den Sehnen im Nahtbereich nach dieser langen Zeit abgeschlossen waren und das Regeneratgewebe sehnenähnliches Aussehen angenommen hatte. Histiocytäre Wucherungen, die auf eine chemische Fremdkörperwirkung schließen ließen, oder Fremdkörperriesenzellen konnten nicht nachgewiesen werden. Auch Fremdkörpereinschlüsse im Gewebe konnten nicht angetroffen werden.

Ergebnisse der Vorversuche: Als Ergebnis der Vorversuche im Bereich des Paratenon kann zusammenfassend festgestellt werden, daß die Interposition von geschlossenen Polyäthylenröhren imstande ist, nach Sehnennaht *im Interpositionsbereich eine Verwachsung der Sehne mit der Umgebung zu verhüten.* Während außerhalb des Interpositionsbereiches im Operationsgebiet, besonders aber im Nahtbezirk bei Abdeckung nur eines Sehnenstumpfes, eine derbe Verwachsung durch schwielige Umwandlung und Verdickung des Paratenon entstand, bildete das *Sehnenhüllgewebe im Interpositionsbereich nur ein zartes, geschmeidiges Häutchen.* Dieser Effekt beruht offenbar auf einer Abschirmung des von der traumatisierten Sehne und insbesondere von der Nahtstelle üblicherweise auf das Paratenon ausgeübten Fibrosierungsreizes.

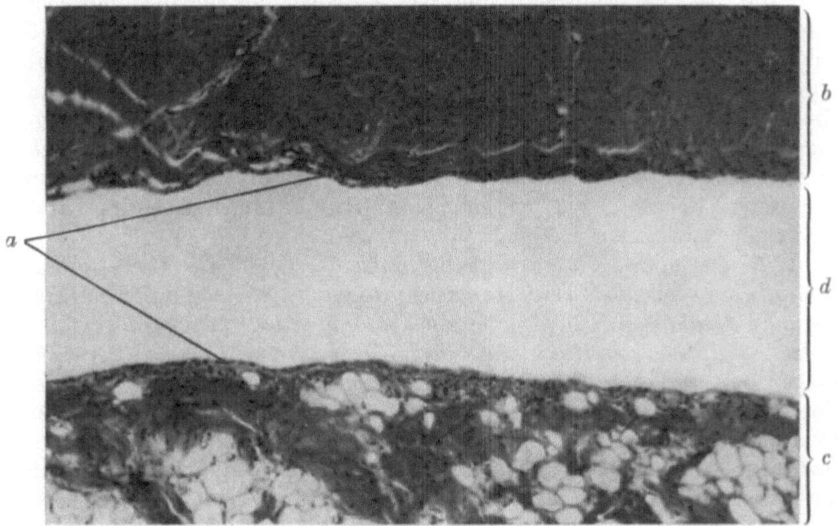

Abb. 14b. Plastische Neubildung synovialer Deckzellschichten (*a*) an der Achillessehne (*b*) und dem paratendinösen Hüllgewebe (*c*) bei langdauernder Hülseninterposition und Bewegungsfreigabe. (*d*) Hülsenspalt (Hülse entfernt). (Histol. Querschnitt, Paraff., HE. 120mal)

Darüber hinaus bewies das Interpositum aber einen guten plastischen Effekt, indem es zur *Ausbildung spiegelnd glatter Oberflächen an der Sehne und am Sehnenhüllgewebe* führte. Vor allem bei grober traumatischer Verunstaltung der Sehnenoberfläche wirkte die Hülse wie eine Gußform, wobei die Sehnendefekte zunächst durch Blut und dann durch substituierendes Granulationsgewebe unter Anpassung an die Hülsenform völlig ausgeglichen werden, so daß Sehne und Hüllgewebe die zylindrische Form der Interpositionshülse annehmen. Damit können die Verwachsungsreize, die nach BUNNELL besonders von stufenförmigen Sehnennähten ausgehen, ebenso vermieden werden, wie die Stenosierungseffekte, die bei knotenförmiger Verdickung der Nahtstellen beobachtet werden.

Umhülste Sehnenstümpfe ließen gegenüber nichtumhülsten Stümpfen aber offenbar infolge *Verschlechterung der Trophik durch Unterbrechung der vom Paratenon normalerweise in die Sehne einstrahlenden Gefäße* eine leichte Atrophie und vor allem auch eine Verzögerung der vom Stumpf ausgehenden und im Stumpf ablaufenden Reparations- und Umbauprozesse erkennen. Insbesondere aber war die *Nahtheilung verzögert, wenn beide Sehnenstümpfe umhüllt wurden, die Nahtstelle also in der Mitte der Hülse lag.* Auch die Granulationsprozesse, die zum Ausgleich größerer Sehnendefekte führten, waren bei ungewöhnlicher Gefäßarmut des Granulationsgewebes verlangsamt, so daß sich die Regeneration hier noch nach fünf Wochen in einem vorwiegend fibroplastischen Stadium befand, das ohne Interposition bei Zutritt des Paratenon zur Sehne üblicherweise schon in der zweiten Woche erreicht wird.

Damit wurde die Feststellung von NAERVI, M. LANGE und ISELIN über die Regenerationshemmung bei Abschirmung des Gleitgewebes vom Heilungsprozeß der Sehne bestätigt, aber nicht dahingehend, daß mit der Interpositionstechnik überhaupt keine Sehnenheilung erreicht werden kann, sondern nur im Sinne einer Regenerationsverzögerung. In Übereinstimmung mit GONZALEZ ist vielmehr festzustellen, daß *bei langdauernder Ruhigstellung schließlich doch eine feste Sehnenheilung erzielt wird.* Trotz der beim Tier bestehenden großen Rupturgefahr konnten in unseren Vorversuchen mit zirkulären Hülsen im Bereich des Paratenon alle Sehnen zur Heilung gebracht werden.

Bei exakter Ruhigstellung war aber trotz der Glätte der Gewebsoberfläche *keine synoviale Oberflächendifferenzierung nachzuweisen. Nach Bewegungsaufnahme kam es dagegen offenbar unter dem Induktionsreiz von Mikrobewegungen der Hülse gegen das Gewebe, wie sie trotz der Verwachsungen außerhalb des Interpositionsbereiches möglich sind, sowohl an der Sehnenoberfläche als auch am Hüllgewebe zur Ausbildung einer synovialen Deckzellschicht.* Das im Interpositionsraum bei Ruhigstellung stets nachgewiesene Transsudat war bei erfolgter Mobilisierung synoviaähnlich fadenziehend. *Durch mechanische Gewebsirritation kam es aber bei Mobilisierung an den Hülsenenden zu verstärkter Verschwielung.*

Eine *regelrechte Gleitfunktion* konnte in den Vorversuchen trotz Verwachsungsverhütung im Interpositionsbereich wegen der außerhalb des Interpositionsbezirkes erfolgten Verwachsung in keinem Falle erreicht werden.

Eine *chemische Fremdkörperreaktion* konnte auch bei langer Liegezeit der Hülsen nicht festgestellt werden.

c) Verwachsungsverhütung mit Polyäthylenhülsen in der Sehnenscheide

Abgesehen von den außerhalb der Interposition im Operationsbereich auftretenden Verwachsungen schienen die Ergebnisse der Vorversuche im Bereich des Paratenon günstige Voraussetzungen für eine Anwendung der Polyäthylenröhreninterposition innerhalb der Sehnenscheide zu bieten, wo das Problem der Verwachsungsverhütung am dringendsten ist. Hier war zu hoffen, daß die schon normalerweise vorwiegend axiale Blutversorgung der Sehnen keine so starke Beeinträchtigung der Sehnentrophik und der Regenerationsprozesse auftreten läßt, wie das im Bereich des Paratenon bei vorwiegend peripherer Blutversorgung der Fall ist. Außerdem erschien es möglich, daß in der Sehnenscheide Synovialisreste die Wiederherstellung synovialer Gleitstrukturen begünstigen und bei Bewegungsaufnahme mit liegender Hülse keine Schwierigkeiten entstehen, da die Hülsenenden dabei nicht gegen Paratenon stoßen, sondern im Gleitspalt der Sehnenscheide ausweichen können.

1. Geschlossene Umhüllung der Nahtstelle

In Wiederholung der Versuchsanordnung von GONZALEZ versuchten wir zunächst, allein die Nahtstelle mit geschlossenen Polyäthylenhülsen abzuschirmen.

Dieses Verfahren wurde bei einem Schaf erprobt (Tier Nr. 10). Dabei wurden sämtliche fünf in Sehnenscheiden verlaufenden Sehnen an der Streckseite des Sprunggelenkes quer durchtrennt, Fibularis longus und Extensor digitorum lateralis unter wechselseitiger Verpflanzung, die übrigen Sehnen in sich wieder vernäht, wobei zum Aufsuchen der proximalen Sehnenstümpfe ein Aufschneiden der Sehnenscheiden erforderlich war.

Die Hülsen wurden nach der sogenannten *Auffädelungsmethode* vor der Naht auf einen Sehnenstumpf aufgesteckt, nach Ausführung der Naht über die Nahtstelle zurückgeschoben und in dieser Stellung mit einer Seidennaht fixiert. Gegenüber GONZALEZ verwendeten wir von Anfang an 4 cm lange Hülsen, weil sich bei nur 2 cm langen Röhren bereits intra operat. herausstellte, daß schon eine leichte Bewegung des Sprunggelenkes zu einem Herausgleiten der Sehnennaht aus einer zu kurzen Röhre führt.

Die anatomische Untersuchung erfolgte nach vier Wochen Ruhigstellung ohne vorherige Funktionsaufnahme.

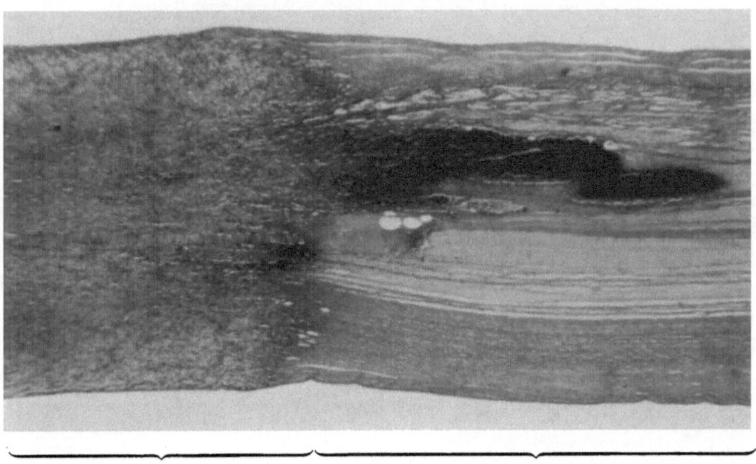

Abb. 15a. Einsprossen von Granulationsgewebe aus dem Sehnenstumpf in den Blutzylinder innerhalb einer geschlossenen Polyäthylenröhre, sechs Wochen post op. (Paraff., HE. 30mal). *a* Granulationsgewebe; *b* Fibrinreicher Blutzylinder

Der *anatomische Befund* ergab, daß die laterale Transplantationsnaht (Extensor dig. lat. auf Fibularis longus) und die Naht des Extensor digitorum communis rupturiert waren. Die proximalen Stümpfe hatten eine Retraktion erfahren und waren im Bereich des oberen Sehnenscheidenrecessus verwachsen. Die Hülsen waren mit einem *Gerinnsel-pfropf* ausgefüllt, der die Form der Hülse angenommen hatte und sowohl vom distalen Sehnenstumpf aus als auch vom proximalen Ende her durch Granulationsgewebe, das vom Sehnenscheidengewebe seinen Ausgang nahm, einer Organisation unterlag. Die granulomatöse Organisation des Blutpfropfes in der Hülse war vom distalen Sehnenstumpf her etwa 4 bis 6 mm vorgedrungen, vom proximalen Hülsenende her knapp 1 cm. *Der Mittelteil des Gerinnsels war noch nicht organisiert und deshalb leicht zerreißlich.* Der zweite Transplantationsstrang (Fibularis longus auf Extensor digitorum lateralis) war mit granulomatöser Überbrückung einer Dehiszenz von 0,5 cm in Heilung begriffen, der Peroneus tertius

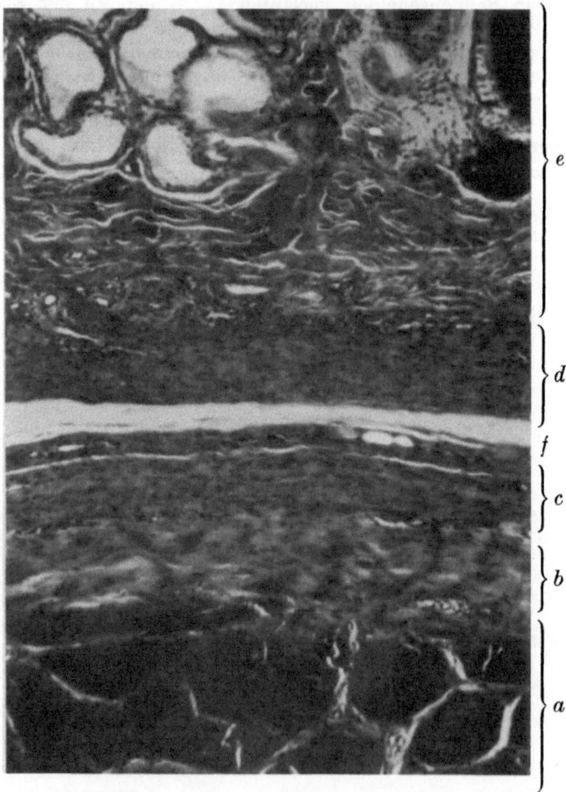

Abb. 15b. Verwachsung des oberen und unteren Sehnenscheidenrecessus bei Umhülsung allein im Nahtbereich. (Histol. Querschnitt im proximalen Sehnenscheidenabschnitt des Peron. tert. Paraff., HE. 120mal.) *a* Sehnenquerschnitt; *b* verdicktes, narbig entdifferenziertes Epitenon; *c* fibröse Sehnenscheide; *d* Fascia cruris; *e* Cutis; *f* subfasciale Gleitschicht mit artefiziell verbreitertem Spaltraum. Epitenon und Sehnenscheide sind unter Auflösung der synovialen Oberflächenstruktur völlig verwachsen

unter Kontakt der Sehnenstümpfe fest geheilt, der Extensor digitorum medialis jedoch wiederum rupturiert und seine Hülse mit einem unvollständig organisierten Gerinnsel gefüllt.

Die Oberflächen des Hüllgewebes und der Sehnen bzw. Blutungs- und Granulationszylinder waren im Hülsenbereich wie bei den Versuchen im Paratenon spiegelnd glatt, das Hüllgewebe selbst relativ zart. *Proximal und distal der Umhüllung waren jedoch auch die nicht rupturierten Sehnen mit den Sehnenscheiden fest verwachsen, so daß kein Gleiteffekt nachzuweisen war.*

Histologisch entsprachen die Verhältnisse am Hüllgewebe fast ganz den Vorversuchen im Bereich des Paratenon. Das Bindegewebe war ausdifferenziert, eine synoviale Struktur nicht nachzuweisen. Die Granulationsprozesse innerhalb der Hülsen im Bereich der Nahtstellen und der Gerinnselpfröpfe waren dagegen noch frisch (Abb. 15a), also gegenüber den Grundversuchen ohne Interpositionsmaterial verzögert. Die Verwachsung außerhalb der Hülsen war bei den nicht rupturierten Sehnen im oberen und unteren Sehnenscheidenrezessus offenbar durch fibröse Verdickung und Verlötung des Epithenon mit der Sehnenscheidenwand unter Auslöschung der synovialen Oberflächenzellschicht zustande gekommen (Abb. 15b).

Ergebnis: Als wesentliches Ergebnis dieses Versuches ist herauszustellen, daß *auch im Sehnenscheidenbereich die Umhüllung der Nahtstelle allein nicht genügt, die Sehnenverwachsung zu vermeiden,* weil es proximal und distal des Interpositums zur Verwachsung der Sehne mit der Sehnenscheide kommt. Außerdem erscheint wichtig, daß — von den beim Tier teilweise unvermeidlichen Sehnenrupturen abgesehen — auch im Sehnenscheidenbereich innerhalb geschlossener Hülsen die *Regenerationsvorgänge sehr gehemmt* sind und die Sehnenstümpfe nur kurze Dehiszenzlücken überbrücken können, wobei die bindegewebige Differenzierung des Granulationsgewebes stark verzögert ist. Trotz der von vornherein vorwiegend axialen Blutversorgung der Sehnen innerhalb der Sehnenscheide war also gegenüber den Verhältnissen am Paratenon keine bessere Regenerationsfähigkeit der Sehne selbst zu erkennen.

2. Geschlossene Sehnenumhülsung im ganzen Sehnenscheidenbereich

Aus dem Versuch mit alleiniger Umhülsung der Nahtstelle war der Schluß zu ziehen, daß nur eine in ganzer Ausdehnung der Sehnenscheide durchgeführte Interposition imstande sein dürfte, die Sehnenscheidenverklebung zu vermeiden. An einem weiteren Tier (Tier Nr. 11) wurde deshalb bei sonst gleichem operativen Vorgehen so verfahren, daß die Sehnen in ganzer Länge der Sehnenscheiden mit Polyäthylenröhren umhülst wurden.

Dabei ergab sich jedoch als Schwierigkeit, daß das Auffädeln der nunmehr 8 bis 10 cm langen Röhren über die Sehnenstümpfe *am Sehnenscheidenrecessus auf Widerstand stieß,* der mit Gewalt überwunden werden mußte, um die Hülsen so weit auf die Stümpfe aufzuschieben, daß das Stumpfende für die Naht frei lag.

Da die zirkuläre Umhüllung im ganzen Sehnenscheidenbereich zugleich nur unter Zerstörung des Mesotenon bzw. der rudimentären Vicula möglich ist, mußte bei diesem Versuch von vornherein mit noch schlechteren Regenerationsverhältnissen als bei alleiniger Umhüllung der Nahtstelle gerechnet werden. Es wurde deshalb vorsorglich eine lange Ruhigstellung von sechs Wochen vorgenommen und die Extremität dann ohne vorherige Bewegungsaufnahme untersucht.

Der *anatomische Befund* ergab in diesem Falle eine *Ruptur sämtlicher Sehnennähte.* Die proximalen Stümpfe des Extensor dig. lat., communis und medialis waren bis zum oberen Hülsenende retrahiert und hier *im Bereich des Paratenon besonders derb verwachsen.* Diese derbe Verwachsung war vor allem auf die Traumatisierung des Paratenon und Perimysium beim Aufschieben der Hülsen über den proximalen Sehnenscheidenrecessus hinaus zu erklären. Die Hülsen dieser Sehnen waren mit seröser Flüssigkeit und einem dünnen, noch unverändert blutigen Gerinnsel gefüllt, das stellenweise der autolytischen Erweichung unterlag. Bei diesen Sehnen mußte eine Frühruptur angenommen werden. Die Sehnennähte des Peroneus tertius und der Verbindung des proximalen Fibularis-longus-Stumpfes mit dem distalen Extensor-dig.-lat.-Stumpf zeigten eine Dehiszenz von 1,5 und 1 cm, die von einem dünnen, granulomatösen, noch hämorrhagisch tingierten Granulationszylinder überbrückt war. Auch hier waren die proximalen Stümpfe außerhalb des Sehnenscheidenrecessus infolge des gewaltsamen Aufschiebens der Hülse über den proximalen Stumpf fest verwachsen. Das Hüllgewebe der Hülsen war in gewohnter Weise relativ zart.

Die *histologische Untersuchung* der in den Hülsen verbliebenen Sehnenstümpfe ergab neben ausgedehnten Zellnekrobiosen nur eine *sehr spärliche Proliferation des Stumpfmesenchyms.* Die Überbrückung der Dehiszenzlücken im Peroneus tertius und an der Transplantationsstelle des Fibularis longus auf den Extensor dig. lat. *entsprach nur einer lockeren histiocytären Durchsetzung eines Blutungszylinders,* an den vollständig rupturierten Stümpfen hatten sich die Fibroblasten nur etwa 1 bis 2 mm in den in der Hülse befindlichen Gerinnselfaden vorgearbeitet. Kein Nachweis synovialer Deckzellen.

Ergebnis: Als wesentliches Ergebnis dieses Versuches ist herauszustellen, daß es mit Interposition einer geschlossenen Polyäthylenröhre im ganzen Sehnenscheidenbereich zwar gelingt, die Sehnenscheide offenzuhalten, daß die *Sehnenheilung durch Verschlechterung der Stumpftrophik aber erheblich beeinträchtigt ist.* Das nach Nahtruptur in der Dehiszenzlücke zwischen den Sehnenstümpfen auftretende Blutgerinnsel erfährt nur eine unzureichende Organisation und kann folglich nicht als Grundlage für den Aufbau eines Sehnenregenerates dienen. *Die Regenerationsfähigkeit erwies sich dabei als wesentlich schlechter als bei Verwendung kurzer Hülsen,* was sich durch völlige Ausschaltung des Mesotenon und die Beschränkung der Blutversorgung auf den axialen Blutweg der Sehne erklärt.

Andererseits erwies sich die *Auffädelungstechnik zum Einsetzen der langen Hülsen als unbrauchbar,* weil sie durch Traumatisierung des paratendinösen Gleitgewebes außerhalb der Sehnenscheide und des eigentlichen Operationsfeldes zur Verwachsung führt.

Der Versuch einer Bewegungsaufnahme schien bei geschlossener Umhüllung der Sehnen im ganzen Sehnenscheidenbereich wegen der durch die Auffädelungstechnik entstandenen Verwachsungen außerhalb der Interposition und der schlechten Sehnenregeneration mit anhaltender Rupturgefahr trotz langer Ruhigstellung von vornherein aussichtslos.

3. Verwachsungsverhütung im Sehnenscheidenbereich mit Verbesserung der Sehnenreparation durch Längsspaltung der Interpositionshülsen

Um die durch das Hochschieben der Hülsen über den einen Sehnenstumpf bedingte Traumatisierung des Gleitgewebes außerhalb der Sehnenscheide und die davon ausgehende Verwachsung an dieser Stelle zu vermeiden, gingen wir von der Auffädelungstechnik dazu über, die *Hülsen
der Länge nach aufzuspalten und erst nach vollendeter Sehnennaht unter
Aufbiegung des Hülsenspaltes quer auf die Sehnen aufzusetzen.* Die Hülsen
schnappen dann, ihrer Elastizität folgend, am Schlitz wieder zusammen.
Ein Hinaufschieben der Hülse auf einen Sehnenstumpf bis über den
Sehnenscheidenrezessus hinaus war damit nicht mehr nötig und die damit
verbundene Traumatisierung des Paratenon vermeidbar.

*Die Längsspaltung der Hülse schien aber andererseits zugleich auch die
Möglichkeit zu beinhalten, die Trophik der Sehnen im Interpositionsbereich
zu verbessern und damit auch die Sehnenregeneration zu begünstigen.* Frag-
würdigerweise konnte dazu schon die durch den Hülsenschlitz gegebene
Diffusion von Gewebsflüssigkeit in ganzer Länge der Interposition bei-
tragen. Andererseits erschien aber vor allem prüfenswert, ob sich bei
etwas klaffendem Hülsenspalt nicht das gefäßführende Mesotenon erhalten läßt oder sogar die Neubildung einer mesotenonähnlichen Bindegewebsbrücke vollzieht, die eine *periphere Blutzufuhr zur Sehne* ermöglicht, und vielleicht die Sehnengleitung nur gering beeinträchtigt.
Ein derartiger Versuch erschien von vornherein deshalb nicht aussichtslos, weil die Sehnenscheide ja auch normalerweise eine schmale, längs-
verlaufende und gefäßführende Bindegewebsbrücke zur Sehne besitzt
und dieselbe, das Mesotenon, die axiale Blutversorgung der Sehne unterstützt.

*α) Ermittlung der für eine ausreichende Sehnentrophik und -regeneration
erforderlichen Spaltbreite*

Der folgende Versuch (Tier Nr. 12) wurde darauf ausgerichtet, die
für eine ausreichende Sehnentrophik und -regeneration nötige Spaltbreite zu ermitteln.

Operativ wurde wie folgt vorgegangen: Der Extensor dig. lat. und der Fibularis
long. wurden nach Durchtrennung wechselseitig transplantiert, der Peroneus
tertius durchtrennt und in sich wieder vernäht; im Extensor dig. communis wurde
dagegen innerhalb der Sehnenscheide eine 6 cm lange Defektlücke geschaffen und
durch ein gleichlanges freies Transplantat aus dem benachbarten Extensor dig.
med., dessen Stümpfe unversorgt blieben, ersetzt.
Zur Prüfung der gestellten Frage wurden der laterale Transplantationsstrang
und die Sehne des Peroneus tertius nach Resektion des Mesotenon mit *längsgeschlitzten Hülsen ohne klaffenden Spalt* umscheidet. Die Umhüllung des medialen
Transplantationsstranges und des durch die freie Sehnentransplantation ergänzten
Sehnenzuges des Extensor dig. communis erfolgte mit je 10 cm langen Hülsen,
die an den beiden Enden zu je einem Drittel keilförmig geschlitzt waren, so daß
der Spalt an den Hülsenenden 2,5 mm und an den Drittelpunkten 0 mm breit war;
im mittleren Drittel wurde die Hülse nur längs durchgeschnitten, so daß hier kein
Spalt klaffte.
Der *anatomische Befund* ergab nach sechs Wochen ununterbrochener
Ruhigstellung im Gipsverband an den mit nur längsgeschlitzten Hülsen

umgebenen Sehnensträngen eine Ruptur des Peroneus tertius. Die Hülse
war mit einem Blutgerinnsel gefüllt, das in der Mitte verschmächtigt war.
Die Sehnenstümpfe zeigten nur ein geringes Einsprossen von grauem
Granulationsgewebe in den Gerinnselzylinder. Die Sehne des lateralen

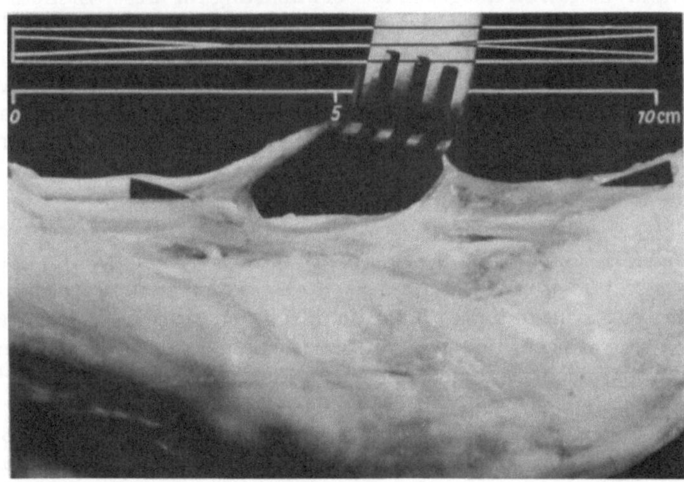

Abb. 16a. Ermittlung der für eine ausreichende Sehnentrophik und Regeneration erforderlichen
Spaltbreite durch Verwendung von Keilschlitz-Hülsen von 10 cm Länge gemäß schematischer
Zeichnung. Anatomisches Präparat, Streckseite des Sprunggelenks von lateral, Sehnenscheide des
Ext. dig. comm. aufgeschnitten und teilweise reseziert. Nahtstellen des freien Transplantates durch
Pfeile markiert, mittlerer Abschnitt mit Haken hochgezogen. Beschreibung s. Text

Transplantationsstranges zeigte eine Dehiszenz von 5 mm, die von einem
sehr weichen Granulationszylinder überbrückt war. Am medialen Transplantationsstrang war unter der keilförmig geschlitzten Hülse gleichfalls
eine Ruptur erfolgt; die retrahierten Sehnenstümpfe waren im Bereich
des verbreiterten Hülsenspaltes verwachsen. Die Sehne des Extensor
dig. comm. zeigte eine feste Einheilung des freien Transplantates an
den Nahtstellen (Abb. 16). *Der proximale Sehnenstumpf im Bereich des Schlitzkeiles war von normaler Stärke, im Bereich des verbreiterten Hülsenschlitzes aber fest mit der Unterlage verwachsen. Auch
das Transplantat war, soweit der keilförmige Schlitz in der Hülse reichte,
mit der Sehnenscheidenwand verwachsen. Das Transplantat war hier aber
nur mäßig atrophisch* und mit fibrösen Auflagerungen bedeckt. Annähernd gleichartig waren die Verhältnisse am Transplantat im Bereich
des distalen Schlitzkeiles. *Im mittleren Abschnitt, wo die Hülse nur
gespalten war, aber nicht klaffte, war das Transplantat nicht verwachsen
aber auffallend stark atrophisch.*

Die im Bereich der Schlitzkeile zwischen Sehne und Sehnenscheide
ausgebildete *Bindegewebsbrücke war nur an den schmalen Stellen der
Schlitzkeile etwas dehnbar*, so daß die Sehne hier von der Unterlage etwas
abgehoben und auch geringfügig verschoben werden konnte. An den
breiteren Stellen der Schlitzkeile bestanden dagegen so derbe Verwachsungen, daß hier keine Sehnenverschiebung möglich war.

Bemerkenswerterweise war außerhalb des Interpositionsbereiches die im Vorversuch regelmäßig beobachtete und auf die Traumatisierung des Paratenon beim Aufschieben der Röhren nach der Auffädelungstechnik zurückgeführte Verwachsung in diesem Falle nicht nachweisbar.

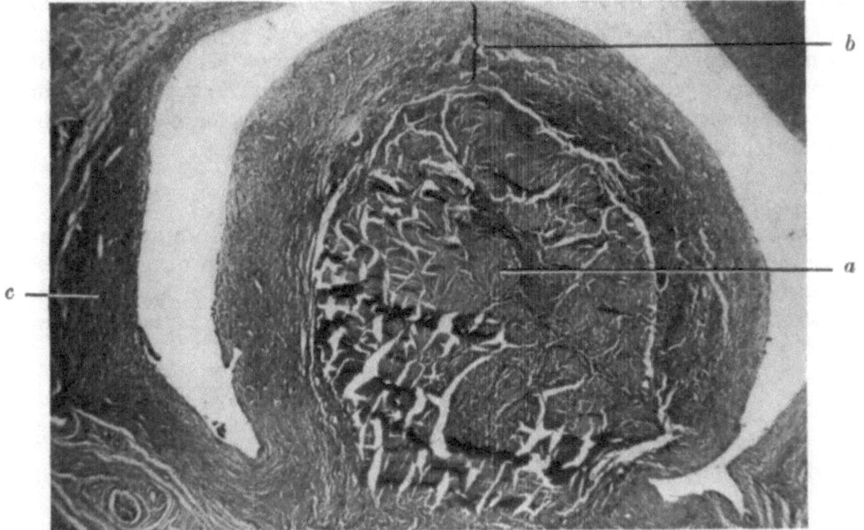

Abb. 16b. Im Bereich zu breiter Spaltöffnung kommt es zu einer breitflächigen Verwachsung der Sehne mit der Sehnenscheidenwand. Die mechanischen Bewegungsreize der Sehnen führen dabei auch zu einer derben fibrösen Umwandlung des angrenzenden Hüllgewebes. Infolge zu großer Weite der Hülse ist die Sehne von einem Granulationsmantel eingehüllt worden. *a* Sehne; *b* Granulationsmantel; *c* Fibröses Hüllgewebe. (Histol. Querschnitt, Paraff., HE. 30mal)

Histologisch ergab sich, daß die von Schlitzhülsen ohne Spalt umhülsten Sehnen im Stumpfbereich erhebliche Nekrobiosen und nur sehr spärliche Regenerationsansätze aufzuweisen hatte. Vor allem aber war das freie Transplantat in der Mitte der Keilschlitzhülse stark atrophisch und zellarm. *Die im verbreiterten Spaltbereich liegenden Sehnenabschnitte, auch des Transplantates, wiesen dagegen eine relativ gute Trophik auf.*

Querschnitte im Bereiche der breiten Schlitzkeile zeigten, daß die Verwachsung der Sehnen mit dem Hüllgewebe einer derben Narbenbildung entspricht und auch das angrenzende Hüllgewebe, offenbar unter dem Einfluß von Zugwirkungen, eine stärkere Fibrose aufweist. Zugleich ergab sich, daß zu weite Hülsen an der Sehnenoberfläche zu mantelartigen fibrösen Auflagerungen führen können (Abb. 16b).

Ergebnis: Als Ergebnis dieses wichtigen Versuches ist zunächst festzustellen, daß *durch das quere Aufsetzen der Hülsen die bei der Auffädelungstechnik entstehende Traumatisierung und daraus resultierende Verwachsung außerhalb des Interpositionsbereiches vermieden werden kann.*

Hinsichtlich der angestrebten Verbesserung der Regenerationsverhältnisse an der Sehne ergab sich, daß *Schlitzhülsen ohne klaffenden Spalt mittels der durch den Schlitz zweifellos möglichen Diffusion von Gewebssäften nicht imstande sind, die Heilungsvorgänge der Sehne zu verbessern und zu beschleunigen.* Die bei Sehnendehiszenz sich bildenden Blutungszylinder in den Hülsen erfahren dabei keine so ausreichende Organisation, daß es zu einer zugfesten Überbrückung der Dehiszenzlücke kommt.

Eine spaltförmige Verbreiterung des Hülsenschlitzes führt durch Übergreifen von Granulationsgewebe aus der Sehnenscheidenwand auf die Sehne durch Verbesserung der Vascularisation zur Wiederherstellung einer ausreichenden Sehnentrophik und Beschleunigung der Regeneration. Bei zu großer Spaltbreite geht das aber mit einer Fixierung der Sehne an der Sehnenscheidenwand einher. *Nur eine schmale Spaltbildung scheint Aussicht auf die Ausbildung eines beweglichen Sehnenzügels zu bieten, der zugleich eine ausreichende Trophik und Regeneration gewährleistet.* Auf Grund dieses Versuches hielten wir eine Schlitzbreite von 1 bis 1,5 mm für am günstigsten, wobei mit einer genügend festen Sehnenheilung in der absehbaren Zeit von drei bis sechs Wochen zu rechnen war.

β) Regenerationsverhältnisse bei Spalthülsen mit optimaler Spaltbreite

Der nächste Versuch (Tier Nr. 5) wurde darauf abgestimmt, bei konstanter Verwendung von Spalthülsen mit der optimalen *durchgehenden Spaltbreite von 1 bis 1,5 mm* die Regenerationsverhältnisse und insbesondere die Regenerationsgeschwindigkeit nochmals zu überprüfen,

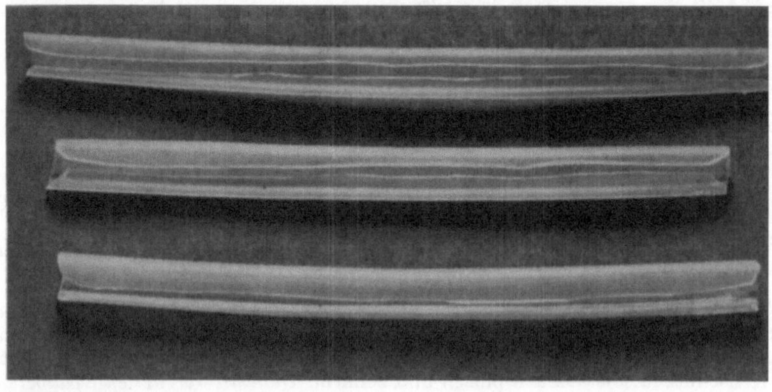

Abb. 17a. Satz von Polyäthylen-Spalthülsen mit optimaler Spaltbreite von etwa 1 bis 1,5 mm. An den Enden werden die Schlitzkanten abgerundet, um beim Aufsetzen der Hülsen das Mesotenon nicht zu verletzen. Der Spalt ermöglicht einen ungehinderten Zutritt des gefäßführenden Mesotenon zur Sehne sowie eine mesotenonähnliche Neubildung an den Stellen, an denen primär kein Mesotenon ansetzt oder dasselbe durch die Verletzung zerstört wurde. Trotz Abschirmung der ganzen übrigen Sehnenoberfläche wird dadurch eine ausreichende Sehnentrophik und Regeneration gewährleistet

um den Zeitpunkt zu ermitteln, der für die Wiederaufnahme der Bewegung geeignet erschien.

Das operative Vorgehen war bei diesem Versuch das gleiche wie bei dem vorausgehenden. Es wurde jedoch dabei möglichst auf Erhaltung des Mesotenon geachtet.

Der *anatomische Befund* ergab nach drei Wochen ununterbrochener Ruhigstellung, daß der laterale Transplantationsstrang eine Ruptur mit einer Dehiszenz von 6 cm erfahren hatte, die durch einen grau-rötlichen Granulationszylinder überbrückt war. Er stand mit der Sehnenscheidenwand durch eine der Schlitzbreite der Hülse entsprechende *granulomatöse Bindegewebsbrücke* in Verbindung. Die Naht des medialen Transplantationsstranges war geheilt, die Sehne oberflächlich teilweise mit grau-rötlichen Granulationen bedeckt, im Spaltbereich eine *Verbindung*

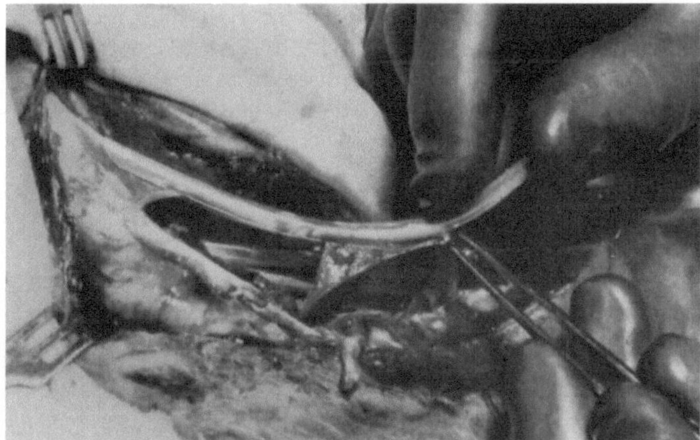

Abb. 17b. Einsetzen der Spalthülsen nach erfolgter Sehnennaht unter größtmöglicher Erhaltung des Mesotenon durch Aufbiegen des Hülsenspaltes, wonach die Hülse wegen ihrer Elastizität von selbst über der Sehne zusammenschnappt und sich der Schlitz am Mesotenon orientiert. Dann wird die Hülse (s. Bild) an ihrem distalen Ende gefaßt und bis zum Anschlag im proximalen Sehnenscheidenrezessus vorgeschoben

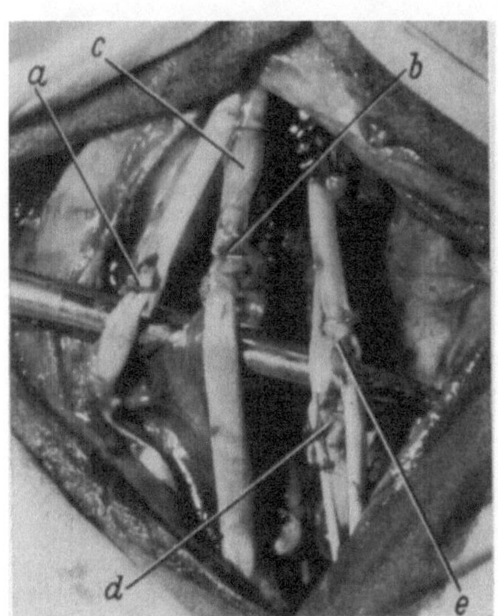

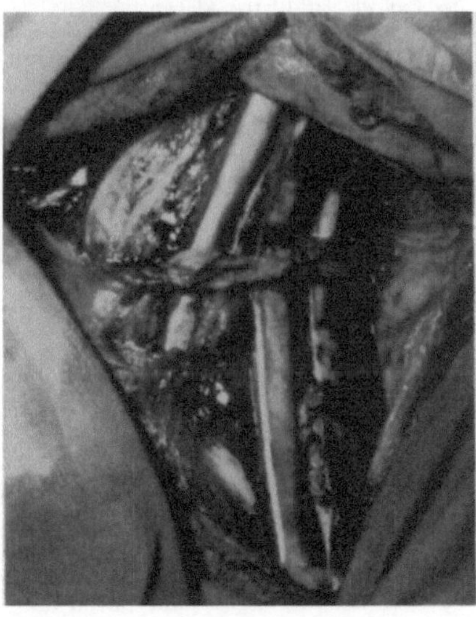

Abb. 18a   Abb. 18b

Abb. 18a u. b. a) Operationssitus im Strecksehnenbereich des Sprunggelenks nach wechselseitiger tendinöser Verpflanzung: *a* des Ext. dig. lat. auf den distalen Fibularisstumpf; *b* des proximalen Fibularis-longus-Anteils auf den distalen Stumpf des Ext. dig. lat. unter Verlagerung desselben nach medial bei Erhaltung des Mesotenon; *d* Naht des Ext. dig. comm.; *e* Naht des Ext. dig. med.; Man beachte das traumatische Ödem im Epitenon des proximalen Fibularisstumpfes (*c*) und die Verunstaltung der Sehnen im Nahtbereich durch die Naht, beides wichtige Momente der Sehnenverwachsung. — b) Gleicher Operationssitus nach Einbringung der Schlitzhülsen und teilweiser Überdeckung der Hülsenenden mit Sehnenscheidenresten oder der Fascie sowie plastischem Ringbandersatz durch Fascie. Die Hülsen formen die Sehnenoberflächen streng zylindrisch und schirmen die von der Sehne ausgehenden Verwachsungsreize ab

*zwischen Sehne und Sehnenscheidenwand in Form mehrerer zarter gefäß-
führender Granulationsstränge* hergestellt, die sich bis zu 1,5 cm ausziehen
ließen (Abb. 25a). Ähnliche Verhältnisse bestanden am Sehnenzug des
Extensor dig. communis, vor allem auch im Bereich des hier

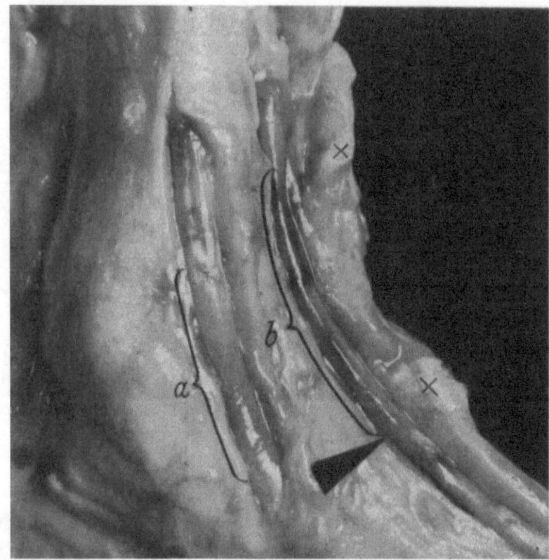

Abb. 19a. Zylindrisch geformte granulomatös-fibröse Ersatzzylinder in den Dehiszenzlücken der beiden lateral gelegenen Sehnenzüge nach Frühruptur der Sehnennähte. *a* Ersatzzylinder im Transplantationsstrang des Ext. dig. lat. auf Fib. long.; *b* Ersatzzylinder zwischen proximalem Stumpf des Fib. long. und distalem Stumpf des Ext. dig. lat. Glatter Einbau der bei der Operation plastisch neugebildeten Ringbänder (×) in die neugebildete Sehnenscheide

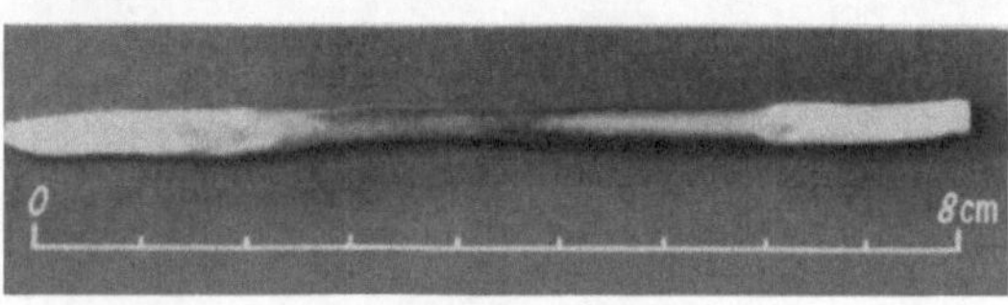

Abb. 19b. Herauspräparierter Sehnenzug mit grau-rötlichem granulomatös-fibrösem Sehnenersatzzylinder in der Dehiszenzlücke bei früh rupturierter Sehnennaht

wiederum eingeschalteten freien Transplantates. Am Peroneus tertius
war dagegen wieder eine kurze durchgehende Verbindungsbrücke aus
Granulationsgewebe im Hülsenspalt entwickelt. *Die Nähte wiesen eine so
ausreichende Festigkeit auf, daß eine Belastungsfähigkeit gegeben schien.*

Die *histologische Untersuchung* ergab an den Nahtstellen eine fibroplastische und
teilweise bereits faserig differenzierte Verbindung. Die Trophik der Sehnenstümpfe
war gut, es zeigten sich in den Stümpfen jedoch noch in größerer Ausdehnung entzündliche Umbauvorgänge mit Hyperämie der Gefäße und Zellreichtum des Endo-
sowie Epitenon. Die fibrösen Auflagerungen auf der Sehnenoberfläche zeigten
noch Hämosiderinreste und waren damit als Folge von Blutauflagerungen zu erklären. *Der in der Dehiszenzlücke des lateralen Transplantationsstranges ausgebildete
Gewebszylinder erwies sich im Gegensatz zu den Versuchen mit geschlossenen Hülsen
nicht mehr als reines Gerinnsel, sondern entsprach einem Granulationszylinder, dessen
Organisation sowohl von den Sehnenstümpfen als vor allem auch von der Spaltöffnung
der Hülse ausging. Der Organisationsprozeß war aber noch nicht abgeschlossen.*
     Am Hüllgewebe um die Schlitzhülsen war noch keine synoviale Oberflächen-
differenzierung festzustellen. Die Hülsenwandung war noch relativ zellreich.

Als **Ergebnis** dieses Versuches ist herauszustellen, daß bei Verwendung
1 bis 1,5 mm breit geschlitzter Hülsen einerseits keine vollkommen feste

Verwachsung der Sehne mit der Sehnenscheide im Bereich des Hülsenspaltes zustande kommt, andererseits *durch entstehende Bindegewebsbrücken doch die Trophik und Regenerationsfähigkeit der Sehnen gegenüber der Verwendung geschlossener Hülsen wesentlich verbessert ist.* Die Sehnenstümpfe zeigten im Gegensatz zu der torpiden Reaktion bei geschlossener Umhülsung eine gute mesenchymale Aktivität, die Sehnennähte eine so

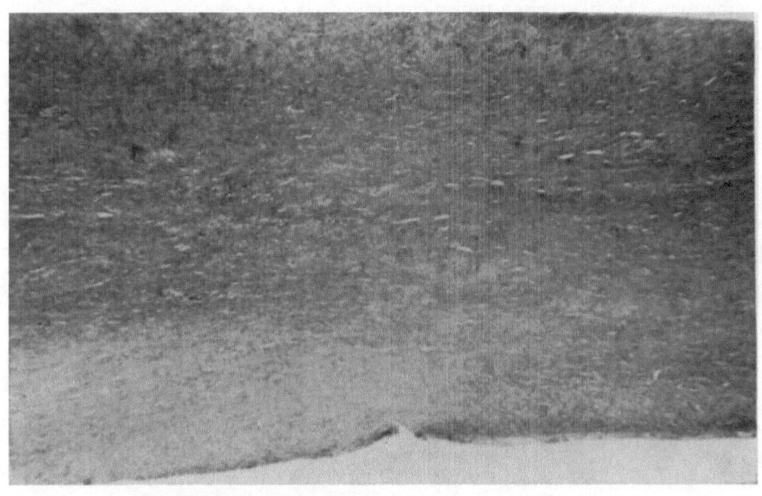

Abb. 19c. Durchgehende fibröse Organisation eines Granulationszylinders bei Verwendung einer Spalthülse durch Organisation vom Hülsenschlitz aus. (Längsschnitt, Paraff., HE. 30mal)

ausreichende Festigung, daß eine Funktionsaufnahme ohne Rupturgefahr möglich erschien. Vor allem erfuhren auch die Blutungszylinder in den Dehiszenzlücken eine fibroplastische Organisation mit Wiederherstellung der Sehnenkontinuität. Die Heilungsvorgänge waren aber drei Wochen nach der Operation noch nicht abgeschlossen.

Bei einem weiteren Versuch (Tier Nr. 6) wurde in gleicher Weise vorgegangen, die anatomische Untersuchung nach ununterbrochener Ruhigstellung jedoch erst fünf Wochen nach der Operation durchgeführt.

In diesem Falle war es bei der Operation kurz vor Beendigung derselben zu einem Nachlassen der Anästhesiewirkung gekommen, so daß wir beobachten konnten, wie die Sehnennähte unter den Hülsen durch fortgesetzte Muskelzuckungen auseinanderrissen. Es wurde absichtlich auf eine Wiederholung der Sehnennähte verzichtet, um zu sehen, inwieweit sich in den Dehiszenzlücken zwischen den Sehnenstümpfen Regenerate ausbildeten. Um der unter diesen Verhältnissen besonders schwierigen Regeneration Zeit zu geben, wurde die lange Ruhigstellung von fünf Wochen gewählt.

Die *anatomische Untersuchung* ergab (Abb. 19), daß sich *in den Dehiszenzlücken grundsätzlich fibröse Granulationszylinder mit weitgehender fibroblastischer Ausreifung* gebildet hatten. Damit war auch dieser Fall geeignet, die wesentlich bessere Regenerationsfähigkeit bei Verwendung von Spalthülsen zu beweisen.

γ) Mobilisierung bei liegenden Spalthülsen drei Wochen post op.

Auf Grund der bei Verwendung von Spalthülsen relativ günstigen Regenerationsverhältnisse hielten wir es für möglich, drei Wochen nach der Operation die Bewegungsfunktion freizugeben.

In dem unternommenen Versuch (Tier Nr. 13) wurde operativ in gleicher Weise wie bei den vorausgehenden beiden Versuchen verfahren. Die Bewegungsaufnahme wurde ganz dem Tier überlassen und nicht irgendwie forciert.

Nach der Gipsabnahme wurde zunächst eine Schonung der Extremität beobachtet, erst etwa zehn Tage danach machte das Tier vorsichtige Aufsetzversuche, kötete dann jedoch über und erreichte auch in den darauffolgenden zwei Wochen *keine Stand- und Lauffunktion.*

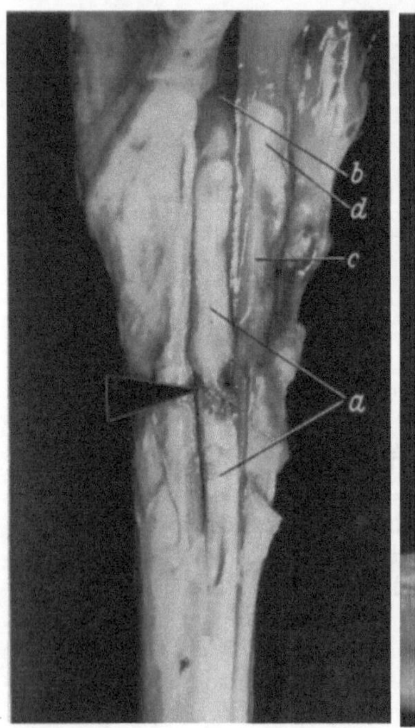 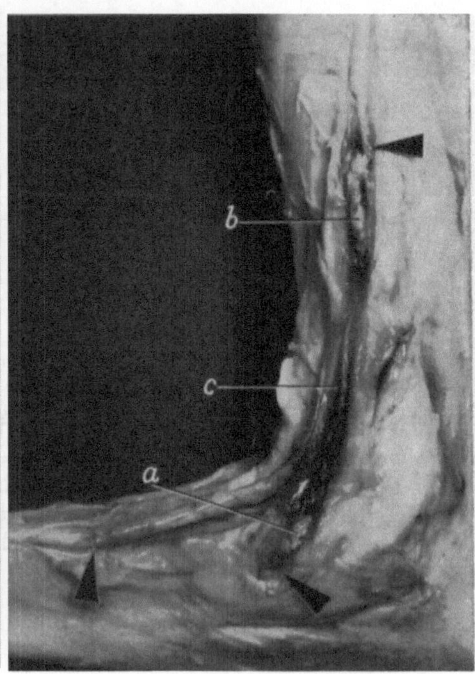

Abb. 20a Abb. 20b

Abb. 20a u. b. Mechanische Läsion der Sehnen durch Scheuereffekt der Hülsenenden bei Bewegungsaufnahme mit liegenden Hülsen. — a) Scheuerstelle mit Pfeil markiert: *a* Ext. dig. comm.; *b* Granulationszylinder in der Dehiszenzlücke; *c* Zurückgeklappte Sehnenscheide mit *d* Ringband. — b) Gleiches Präparat, Ansicht von lateral; linker Hinweispfeil markiert Scheuerstelle am distalen Stumpf des Ext. dig. lat., unmittelbar proximal davon grau-rötliche Verfärbung der Sehne infolge Durchblutungsstörung. *a* Distaler Stumpf des Fib. long., nekrotisch, Scheuerstelle durch Pfeil markiert; *b* Retrahierter, gleichfalls nekrotischer Stumpf des ursprünglich auf den Fib. long. verpflanzten proximalen Ext. dig. lat., Scheuerstelle gleichfalls mit Pfeil markiert; *c* Fadenförmiges Gerinnsel in der Dehiszenzlücke zwischen den weit auseinandergewichenen Sehnenstümpfen

Der *anatomische Befund* ergab sechseinhalb Wochen nach der Operation, daß es an dem lateralen Transplantatstrang zu einer Ruptur, an dem medialen Transplantatstrang zu einer Dehiszenz mit granulomatöser Überbrückung, auch an der Sehne des Extensor communis zu einer Ruptur und nur am Peroneus tertius zu einer Heilung gekommen war.

Während die Ruptur des Extensor communis und die Dehiszenzbildung des medialen Transplantationsstranges einer Frühveränderung entsprach, war die Ruptur des lateralen Transplantationsstranges auf eine Zerreißung nach der Bewegungsaufnahme zurückzuführen. Im ersteren Falle waren nämlich die Granulationszylinder zwischen den Stümpfen fibrös differenziert, im zweiten Falle bestand in der Dehiszenzlücke dagegen nur eine unorganisierte grau-rötliche Gerinnselbildung, die keinerlei Organisationseffekt zeigte. Das schien darauf zurückzuführen, daß die Sehnenstümpfe dieses Transplantationsstranges völlig nekrotisiert waren. Diese Nekrose aber war zweifellos dadurch zustande gekommen, daß es *am Ende der Hülsen sämtlicher operierter Sehnen zu mechanischer Läsion der Sehnen mit Auffaserung und teilweiser Durchblutungsstörung gekommen war* (Abb. 20). *Die Zerreibung der Sehnen war auf scherende Aufstauchungen der Hülsenenden bei Beugebewegungen des Sprunggelenkes zurückzuführen.* Die Hülsen besitzen offenbar keine ausreichende Flexibilität, um sich der stärkeren Abbiegung anzupassen, so daß es an den Hülsenenden zum Scheuereffekt kommt.

Histologisch wurde die totale Nekrose der Sehnenstümpfe am lateralen Transplantationsstrang bestätigt und im übrigen eine erhebliche Störung der Durchblutung in den Sehnen im Bereich der Scheuerstellen nachgewiesen.

Als *Ergebnis* dieses Versuches mußte die Feststellung gemacht werden, daß eine frühe Mobilisierung auch bei der Schlitzhülsentechnik noch die Gefahr der sekundären Nahtruptur beinhaltet und eine *Mobilisierung bei liegender Hülse wegen des an den Hülsenenden auftretenden Scheuereffektes praktisch unmöglich ist.*

Die daraus zu ziehenden Folgerungen bestanden darin, die Schlitzhülsen vor der Bewegungsaufnahme wieder zu entfernen, wobei zu prüfen blieb, ob der von der Hülse gebildete Gleitspalt erhalten werden kann.

δ) Temporäre Spalthülseninterposition zur Verwachsungsverhütung

Die weiteren, an vier Tieren (einmal doppelseitig) durchgeführten fünf Versuche waren darauf ausgerichtet, die Möglichkeiten der Verwachsungsverhütung im Sehnenscheidenbereich bei nur temporärer Interposition von Spalthülsen mit der optimalen Schlitzbreite von 1 bis 1,5 mm zu prüfen. Dabei mußten die bei der Operation eingelegten Hülsen nach Erfüllung ihrer Aufgabe, ohne neuerliches Trauma, auf möglichst einfache Weise wieder entfernt werden. Zu diesem Zwecke versahen wir die Hülsen an ihrem distalen Ende nach dem Einsetzen mit einem *Stahldrahtfaden,* der durch die Hülse durchgestochen, darüber doppelt verknotet und nach Einfädeln in eine chirurgische Nadel etwa 1 cm seitlich der Wunde durch die Haut nach außen durchgestochen wurde, um hier über einem Knopf verknotet zu werden (Abb. 21). Wir gingen damit ähnlich vor wie Bunnell bei der Entfernung des Nahtmaterials im sogenannten Pull-out-wire-Verfahren. Am Ende der Interpositionszeit brauchten wir damit nur noch in Lokalanästhesie von einem etwa 1 cm breiten Hautschnitt aus den Ausziehfaden in die Tiefe zu verfolgen, die Sehnenscheide hier in Breite der Hülse zu schlitzen und die Hülse an dem Stahlfaden herauszuziehen. Das Herausziehen der Hülse ergab dabei in keinem Falle Schwierigkeiten, da sie mit dem Gewebe keinerlei Verwachsung eingeht. Um Sekundärinfektionen von dem Extraktionsschnittchen aus zu vermeiden, ist jedoch steriles Vorgehen und auch ein einwandfreier Wundschluß nötig.

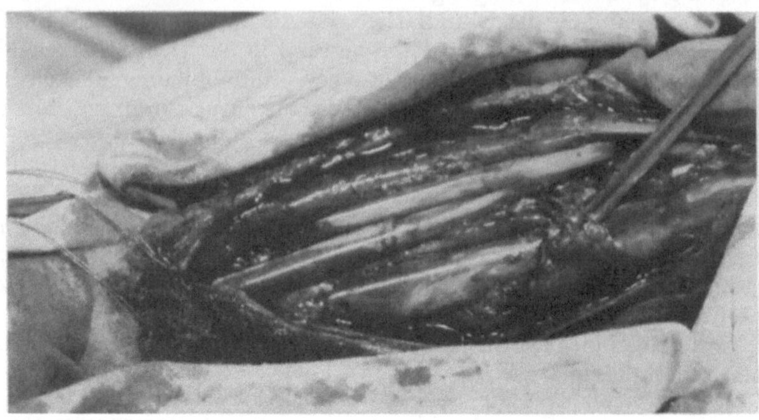

Abb. 21a. Temporäre Spalthülseninterposition. Operationssitus. Hülsen eingelegt, mit Sonde Ringbandplastik am Peron. tert. markiert. Die Hülsen sind an ihrem distalen Ende mit feinen Stahlfäden angeschlungen, die percutan durch die Haut herausgeleitet sind (links im Bild)

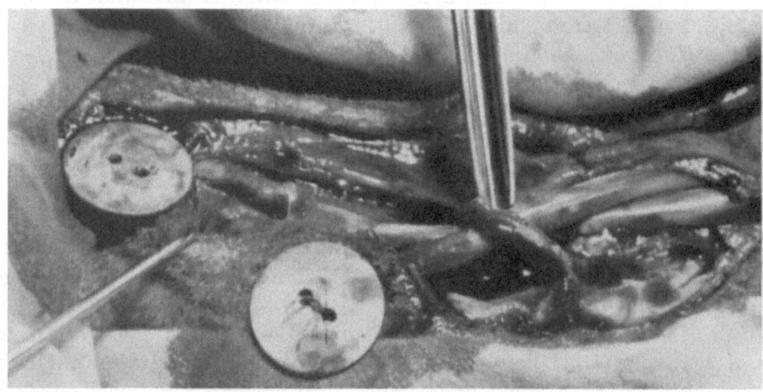

Abb. 21b. Temporäre Spalthülseninterposition. Die Ausziehfäden der Hülsen sind über Knöpfen verknotet (Rinnensonde markiert Ringbandplastik über den Zehenstrecksehnen)

Um unerwünschte Bewegungen der Tiere bei der Hülsenextraktion zu vermeiden, nahmen wir dieselbe bei noch liegendem Gipsverband durch ein Gipsfenster vor und entfernten erst im Anschluß an die kleine Wundnaht an der Extraktionsstelle den Gipsverband, um die Schafe sodann freier Beweglichkeit zu überantworten.

Entscheidend für die folgenden Versuche war dabei vor allem die Frage, zu welchem Zeitpunkt die Hülsen frühestens entfernt werden können, da bei zu frühzeitiger Hülsenextraktion durch die noch aktiven Granulationsprozesse eine Verwachsung der bislang durch die Hülsen getrennten Gleitflächen zu erwarten war und andererseits auch eine übermäßig lange Ruhigstellung der operierten Gliedmaßen vermieden werden sollte.

Bei dem *ersten Schaf* (Tier Nr. 14), bei dem operationstechnisch in der gleichen Weise wie bei den vorausgegangenen Versuchen vorgegangen wurde, erfolgte die Hülsenextraktion *nach drei Wochen*. Danach stellte sich aber keine einwandfreie aktive Beweglichkeit ein. Die Zehengelenke blieben kontrakt, so daß das Tier beim Aufsetzen der Gliedmaße überkötete.

Die *anatomische Untersuchung* ergab drei Wochen nach der Bewegungsfreigabe, also sechs Wochen nach der Operation, eine Dehiszenz im lateralen Transplantationsstrang von 6 cm Länge, die mit einem Granulationszylinder ausgefüllt war, der sekundär in ganzer Ausdehnung starke Verwachsung zeigte. Die drei übrigen Sehnen zeigten fast gleichartig gleichfalls eine Verwachsung, die besonders den Nahtbereich betraf. Vor allem die proximalen Stumpfenden zeigten eine starke Schwellung. Die Sehnenscheide erschien in diesem Bereich narbig verdickt. Im Bereich der distalen Stümpfe war die Verwachsung zarter. Im proximalen Bereich war es beim Extensor dig. comm. und Peroneus tertius zu einer *schwieligen Hypertrophie der Sehnenscheide* mit Schnürung der Sehne gekommen. Sehne und Sehnenscheide waren hier fast unlösbar verwachsen.

Die *histologische* Untersuchung ergab im Nahtbereich der Sehne noch deutliche entzündliche Umbauprozesse. Das Gewebe des proximalen Sehnenstumpfes erschien ödematös geschwollen. Auch die Sehnenscheiden waren ödematös aufgelockert und noch sehr zellreich, im übrigen aber derb-fibrös strukturiert.

Bei dem *zweiten Tier* (Tier Nr. 15) erfolgte bei gleichartigem operativen Vorgehen die *Hülsenextraktion nach vier Wochen*. Nach anfänglich geringer Zehenbeweglichkeit kam es schließlich zu einer vollständigen Einschränkung derselben, wobei ein unsicheres Auftreten über Wochen zu beobachten war.

Die *anatomische Untersuchung* erfolgte hier zehn Wochen nach der Operation. *Es ergab sich auch in diesem Falle eine Verwachsung der Sehnen mit den Sehnenscheiden*, so daß anatomisch kein Sehnengleiten nachgewiesen werden konnte (Abb. 22). Die Sehnen konnten beim Aufschneiden der Sehnenscheiden, die narbig verdickt erschienen, nur mit

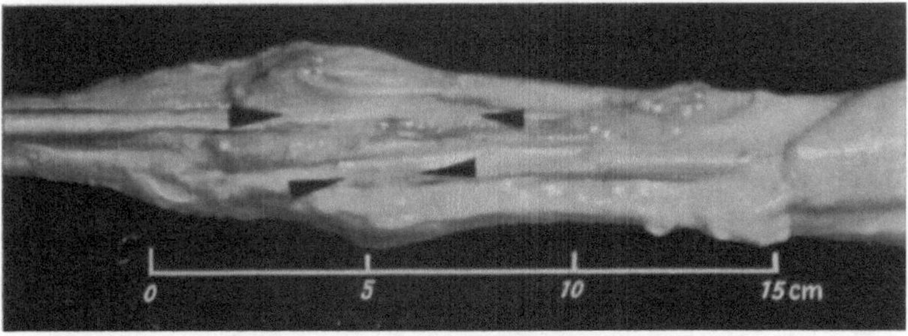

Abb. 22. Verwachsung der operierten Sehnen bei temporärer Spalthülseninterposition nach zu frühzeitiger Hülsenextraktion und Bewegungsaufnahme vier Wochen post op. Sehnenscheiden bei der Präparation nur scharf von den Sehnen zu trennen. Sehnennähte geheilt. Unten im Bild Nahtstelle des Peron. tert. mit Pfeilen markiert, oben Nahtstellen des freien Sehnentransplantates im Ext. dig. comm. mit Pfeilen bezeichnet. Laterale Transplantationsstränge in Narbengewebe eingehüllt, noch nicht dargestellt

Mühe scharf von den Sehnen getrennt werden. Die Naht des Peroneus tertius war geheilt, desgleichen war das freie Transplantat im Flexor dig. comm. eingeheilt. An den beiden lateralen Transplantationssträngen war es offenbar nach Frühruptur zur Verwachsung der präparatorisch noch nachweisbaren Granulationszylinder in den Dehiszenzlücken gekommen.

Histologisch erschienen die Umbauvorgänge in den Sehnen und im Gleitgewebe abgeschlossen. Das Sehnengleitgewebe entsprach einer dichten kollagenen Fibrose.

Bei dem *dritten Tier* dieser Serie (Tier Nr. 16) wurde bei gleichem operativen Vorgehen die *Hülsenextraktion viereinhalb Wochen nach der*

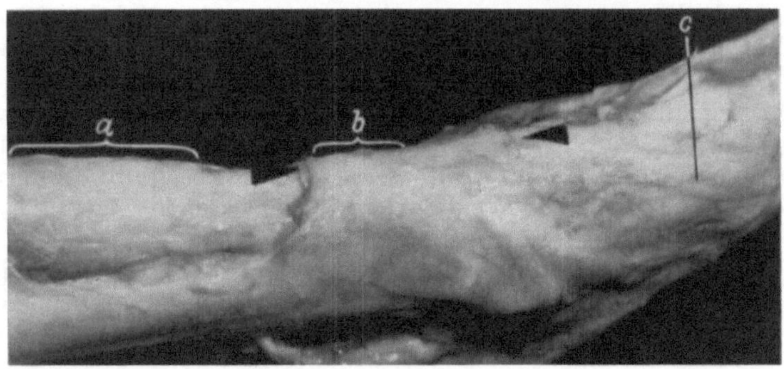

Abb. 23a. Wiederherstellung des Sehnengleitvermögens durch temporäre Spalthülseninterposition für viereinhalb Wochen (anatomisches Präparat, Peron. tert.). Die Sehne ist mit einem zarten verschieblichen Hüllgewebe bedeckt. *a* Muskelbauch; *b* Ringband; *c* Ansatz des Peron. tert. Bei Streckung des Sprunggelenkes ist der Muskelbauch nahe an das Ringband herangerückt; proximal desselben bildet sich eine kleine Stauchungsfalte des Hüllgewebes (linker Hinweispfeil). Nahtstelle distal (re. Pfeil)

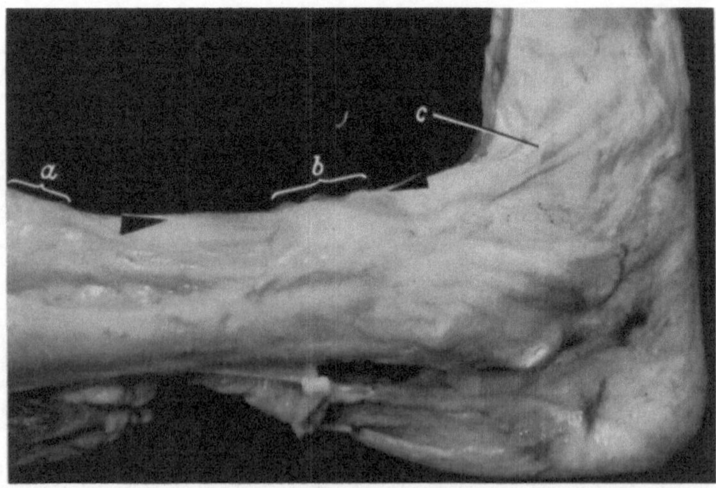

Abb. 23b. Bei passivem Hochziehen des Muskelbauches kommt es unter Dorsalflexion des Sprunggelenkes zur Proximalverschiebung der Sehne, wie an der Lage der Hinweispfeile zum Ringband zu erkennen ist. Am distalen Ringbandrand wiederum Bildung einer Stauchungsfalte des Hüllgewebes

Operation vorgenommen. Das Tier erreichte eine mäßige aktive Streckfunktion der Zehen und eine gute Sprunggelenksbeweglichkeit. Es setzte zwei Wochen nach der Operation die Extremität gut auf und lief später weitgehend unauffällig. Die anatomische Untersuchung erfolgte acht Monate post operationem.

Der *anatomische Befund* ergab, daß der laterale Transplantationsstrang unter Ausbildung eines Granulationszylinders nach Nahtruptur mit fester Verwachsung ausgeheilt war. Die übrigen Sehnennähte waren ohne Ruptur geheilt. Es war jedoch auch hier *kein freier Sehnenscheidenraum* präparatorisch nachzuweisen. Die Sehnen waren von einem relativ

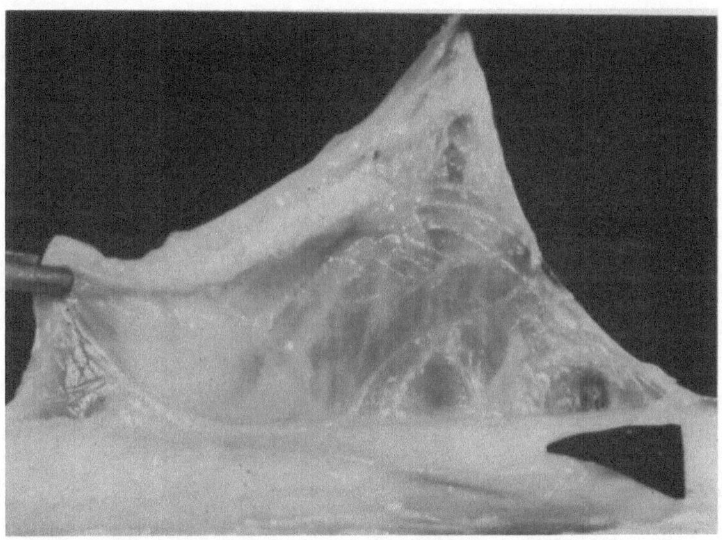

Abb. 23c. Gleiches Präparat wie Abb. 23a u. b. Sehnenhüllgewebe der Peron. tert.-Sehne mit Ringband medial abgetrennt und hochgezogen. Das Hüllgewebe ist dabei ähnlich wie normales Paratenon elastisch ausziehbar, jedoch in seiner Struktur etwas gröber und mehr adhärent. Die mit Pfeil markierte Nahtstelle ist kaum erkennbar, die Sehne einwandfrei zylindrisch geformt (2fache Vergrößerung)

zarten, elastischen Hüllgewebe bedeckt, das eine weitgehend normale Sehnenverschieblichkeit gewährleistete (Abb. 23 a u. b). Es konnte vor allem nach präparativer Lösung von der Sehnenoberfläche (Abb. 23c) elastisch gedehnt werden. Bei passiver Bewegung der Sehnen schob sich das zarte Hüllgewebe an den Ringbändern in Form von kleinen Stauchungsfalten zusammen, wobei dieselben in Nahtnähe kräftiger ausgebildet waren, als oberhalb der Ringbänder, was auf die vermehrten fibrosierenden Reize hinweist, die von der Nahtstelle auch noch nach Wochen ausgehen.

Histologisch erschien das *Hüllgewebe in lockeren Schichten übereinander angeordnet* und hatte dabei eine gewisse Ähnlichkeit mit dem Paratenon. Es bestand hier also nicht die dichte fibröse Verfilzung, wie bei den vorausgehenden Fällen, in denen eine derbe Narbenentwicklung zur Sehnenblockierung geführt hatte (Abb. 23d).

Bei dem gleichen Tier (Tier Nr. 16) wurde, nachdem sich in wenigen Wochen eine gute Stand- und Lauffunktion der operierten Gliedmaße ergeben hatte, auch eine *Operation der anderen Seite* durchgeführt. Dabei wurde die Hülsenextraktion nach gleichartigem operativen Vorgehen *fünf Wochen nach der Operation* durchgeführt. Auch auf dieser Seite entwickelte sich in wenigen Wochen eine gute Gebrauchsfunktion der operierten Gliedmaße, die unverändert bis zur Tötung des Tieres nach weiteren fast fünf Monaten anhielt.

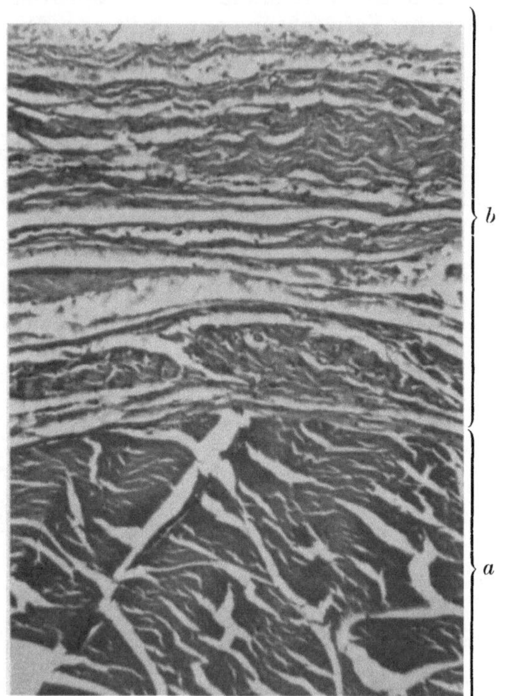

Abb. 23d. Histologisches Querschnittsbild der Peron. tert.-Sehne mit ihrem funktionstüchtigen Hüllgewebe. Das Hüllgewebe ist mit der Sehne verwachsen, jedoch locker strukturiert und in Schichten angeordnet. *a* Sehne; *b* Hüllgewebe

Die *anatomische Untersuchung* ergab auf dieser Seite eine wirklich *einwandfreie Wiederherstellung der Sehnenscheide* (Abb. 24) mit glatter Sehnenoberfläche, glatter Sehnenscheidenwand und völlig freier Sehnenexkursion am Sehnenzug des Extensor digitorum communis und Peroneus tertius. Am lateralen Transplantatstrang war gleichfalls die Sehnenscheide offen, am medialen Transplantatstrang bestanden fibröse Adhärenzen, die die Gleitfunktion aber nicht nennenswert beeinträchtigten. Die Sehnen zeigten dabei die *Neubildung eines elastischen und gefäßführenden Mesotenon*, das bis zu 2 cm elastisch ausziehbar war und damit Trophik und Beweglichkeit gewährleistete (Abb. 25b).

Die *histologische Untersuchung* ergab sowohl an der Sehnenoberfläche als vor allem auch an der Sehnenscheide *synoviale Strukturen* (Abb. 28). Die Sehnen zeigten sonst eine einwandfreie Trophik. Auch in dem freien Transplantat waren histologisch Zellkerne nachweisbar. Hier konnten insbesondere *am Hilus des Transplantates aus dem Mesotenon einstrahlende Gefäße beobachtet* werden (Abb. 26). Das Mesotenon ließ bei Elastin-Färbung nach WEIGERT aber auch die *Neubildung eines elastischen Fasernetzes* erkennen. Es war allerdings im Vergleich zur Norm dichter strukturiert und ein Faserverlauf unregelmäßiger.

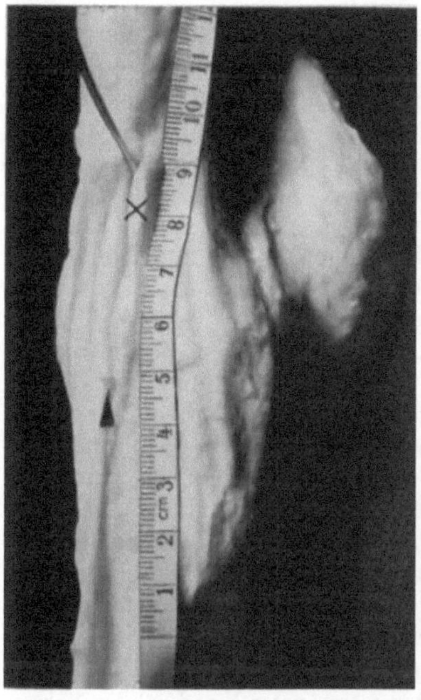

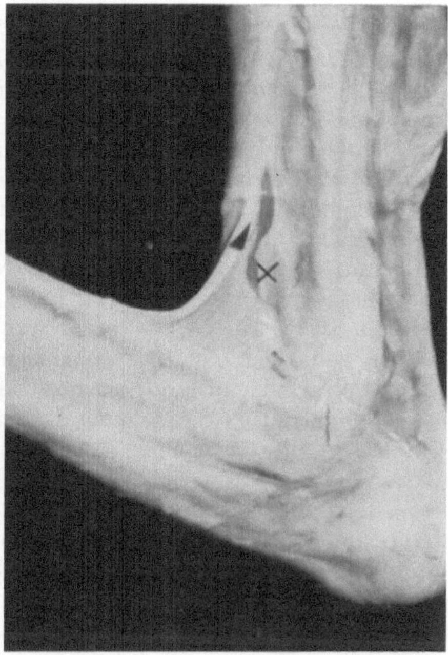

Abb. 24a   Abb. 24b

Abb. 24a u. b. Dauerhafte Wiederherstellung der Sehnengleitfunktion mittels temporärer Spalthülseninterposition nach experimenteller Schaffung eines Sehnendefektes von 5 cm Länge und
Defektüberbrückung durch freies Sehnentransplantat mit doppelter Naht innerhalb der Sehnenscheide. (Anat. Präparat, Sehnenscheide oberflächlich abgetragen, Ringbänder durchtrennt, proximaler Sehnenscheidenrecessus im linken Bild mit Sonde markiert, Ringband mit × bezeichnet, Pfeil
an der proximalen Nahtstelle. — a) Bei Streckung des Sprunggelenkes und Zehenbeugung Distal-
verschiebung der markierten Nahtstelle; — b) Proximalverschiebung der markierten Nahtstelle bis
in den oberen Sehnenscheidenrecessus bei passivem Hochziehen des Muskelbauches mit Dorsalflexion des Sprunggelenkes. Normales Bewegungsausmaß der Zehenstrecksehnen von 4 cm erreicht

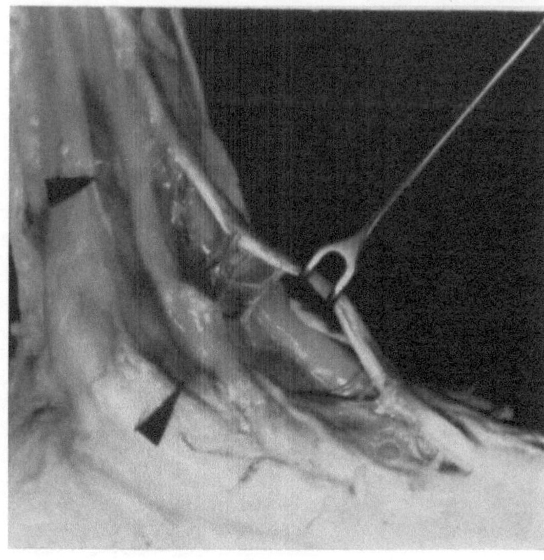

Abb. 25a. Regenerative Neubildung des Mesotenon durch Spalthülseninterposition mit Verhütung der Sehnenverwachsungen.
Verpflanzung des Fib. long. auf
den Ext. dig. lat., drei Wochen
post op. bei ununterbrochener
Ruhigstellung. Anat. Präp. Sehnenscheide aufgeschnitten, Spalthülse entfernt, operierter Sehnenzug mit Haken aus der Sehnenscheide angehoben. Naht fest geheilt. Sehne bei etwas zu weiter
Hülse an der Oberfläche mit grau-
rötlichen, aus Blutauflagerungen
hervorgegangenen Granulationen
bedeckt. Im Spaltbereich gefäßführende Granulationsstränge, die
bis zu 1,5 cm ausziehbar sind.
(Lateral, durch Pfeile begrenzt,
Granulationszylinder in der Dehiszenzlücke zwischen Ext. dig.
lat. und Fib. long.). S. Text S. 59

Beim *vierten Tier* (Nr. 17) wurde bei gleichartigem operativen Vorgehen die *Hülsenextraktion erst sechs Wochen post. op.* vorgenommen. Auch dieses Tier setzte die Gliedmaße binnen kurzem auf und erreichte eine zunehmende Bewegungsfähigkeit des Sprunggelenkes und der Zehen. Um den Nachweis zu erbringen, daß die nach dem klinischen Befund zu vermutende Wiederherstellung der Sehnenscheidenstrukturen auch einem Dauereffekt entspricht, wurde die Tötung des Tieres erst sieben Monate nach der Operation durchgeführt, wobei zwischenzeitlich an der anderen Extremität noch ein Interpositionsversuch im Bereich des Paratenon vorgenommen wurde.

Der *anatomische Befund* ergab praktisch die gleichen Verhältnisse, wie sie beim Tier Nr. 16 beschrieben wurden. Die Sehnenoberflächen waren spiegelnd glatt, nur an den Nahtstellen durch Seidengranulome etwas aufgetrieben, die Sehnenscheiden zart; das freie Transplantat im Extensor digitorum communis erschien noch etwas atrophisch. Auch in diesem Falle hatten sich elastische Mesotena neu gebildet. *Die Bewegungsexkursion der operierten Sehnen entsprach der Norm.* Die Extensor-digitorum-communis-Sehne war 3,5 cm verschieblich. Lediglich am lateralen Transplantatstrang war es, offenbar nach erfolgter Frühruptur der Naht, zur Verödung der Sehnenscheide gekommen.

Histologisch war auch in diesem Falle der Nachweis synovialer Sehnenscheidenstrukturen zu erbringen. Die Sehnenoberflächen waren unter Einschluß der Nahtseite glatt (Abb. 29).

Der Nachweis der Sehnenfunktion ist am anatomischen Präparat übrigens auch ohne Eröffnung der Sehnenscheiden und direkter Beobachtung der Sehnenverschiebung dadurch zu erbringen, daß bei passiver Beugung und Streckung des Sprunggelenkes wegen der Bewegungskopplung auch eine Beugung und Streckung der Zehen erfolgt, wenn die Sehnengleitfähigkeit erhalten ist.

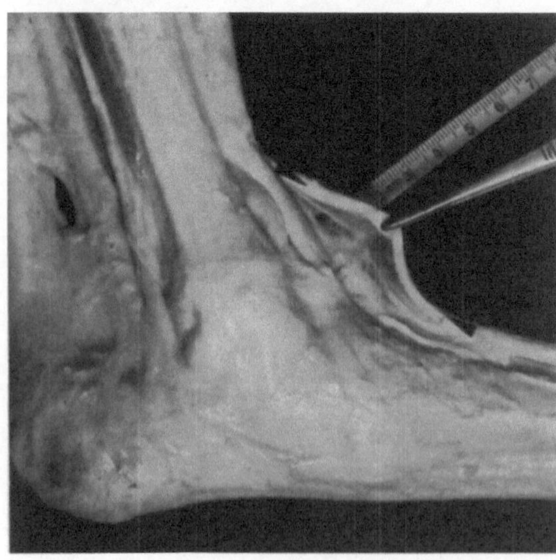

Abb. 25 b. Vollständige Neubildung eines elastisch dehnbaren, gefäßführenden und damit sowohl mechanisch als auch nutritiv funktionstüchtigen Mesotenon bei temporärer Schlitzhülseninterposition im Bereich einer freien Sehnentransplantation mit doppelter Vernähung innerhalb der Sehnenscheide. Nahtstellen mit Pfeilen markiert. Mesotenon durch Abheben der Sehne von der Unterlage (Pinzette) 2 cm dehnbar, damit 4 cm Sehnenexkursion möglich

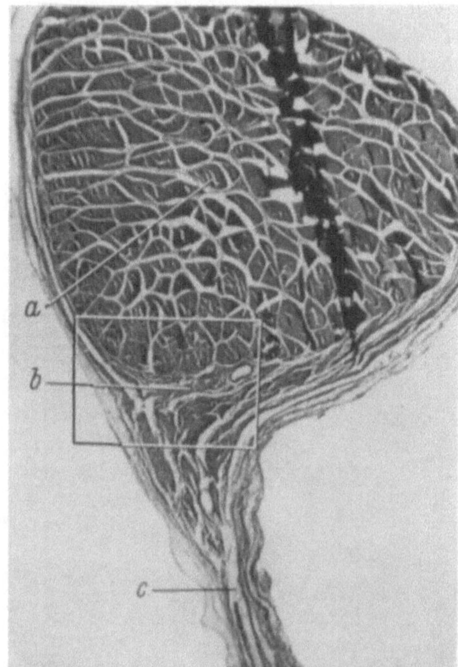

Abb. 26a. Querschnitt durch freies Sehnentransplantat, das durch temporäre Spalthülseninterposition vor der Verwachsung bewahrt wurde, mit angrenzendem neugebildetem Mesotenon (Paraff., HE. 30mal). *a* Sehnenquerschnitt; *b* Sehnenhilus; *c* Mesotenon

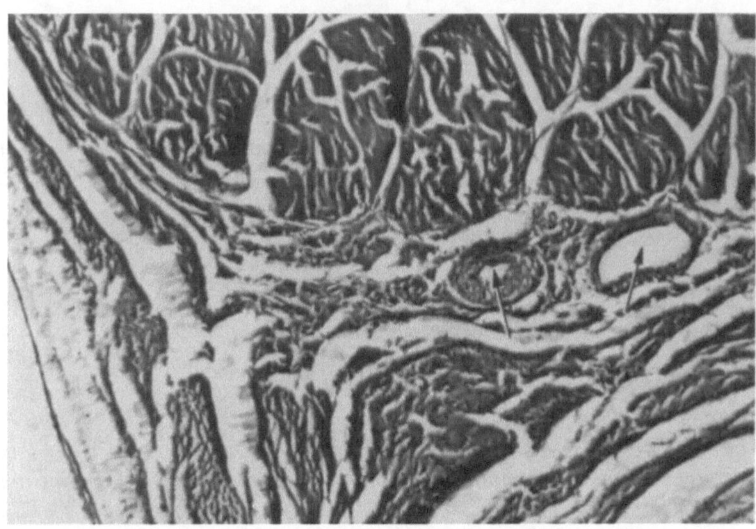

Abb. 26b. Ausschnittsvergrößerung aus Abb. 26a (120mal). Sehnenhilus. In dem lockeren retikulären Bindegewebe des Mesotenonansatzes sind deutlich neugebildete Gefäße zu erkennen (Hinweispfeil). Die Sehnenbündel zeigen vitale Zellkerne

Als **Ergebnis** *der Versuche mit temporärer Interposition von Polyäthylenspalthülsen* zur Verwachsungsverhütung im Sehnenscheidenbereich ist herauszustellen, daß eine dauerhafte plastische Wiederherstellung der Sehnenscheiden und damit auch der Sehnenbeweglichkeit offenbar nur dann möglich ist, wenn die Interposition in Verbindung mit absoluter

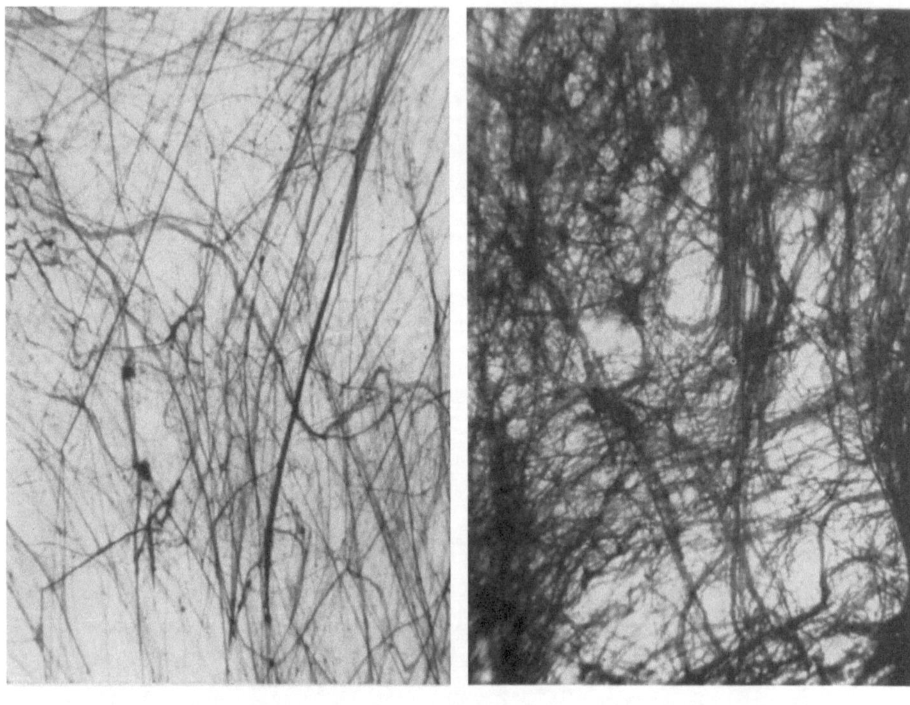

Abb. 27a   Abb. 27b

Abb. 27a u. b. Neubildung eines elastischen Mesotenon nach Spalthülseninterposition. — a) Elastisches Fasernetz eines normalen Mesotenon beim Schaf (Peroneus tertius); Häutchenpräparat, gedehnt, Weigerts Elastin. — b) In gleicher Weise präpariertes neugebildetes Mesotenon der Zehenstrecksehnen bei freier Transplantation in der Sehnenscheide, mit temporärer Schlitzhülseninterposition. Das Fasernetz ist dichter und erscheint auch etwas wirr, besteht jedoch einwandfrei aus dehnbaren elastischen Fasern

Ruhigstellung lange genug durchgeführt wird. *Die Schlitzhülsen dürfen erst dann extrahiert werden, wenn die Sehnenheilung und die Neubildung einer Sehnenhülle im Bereich des Interpositums weitgehend zum Abschluß gekommen sind. Bei zu frühzeitiger Hülsenextraktion haben die mesenchymalen Reaktions- und Reparationsvorgänge offensichtlich noch die Möglichkeit, die Verwachsung herbeizuführen. Insbesondere dürfte dabei auch die frühzeitige Bewegungsaufnahme die noch laufenden Granulationsprozesse mechanisch irritieren und zu progressiver fibroblastischer Reaktion anreizen, so daß es doch noch zur Verwachsung kommt.* Wenigstens erscheint auf Grund der durchgeführten Versuche ein Interpositionszeitraum von vier bis fünf Wochen nötig.

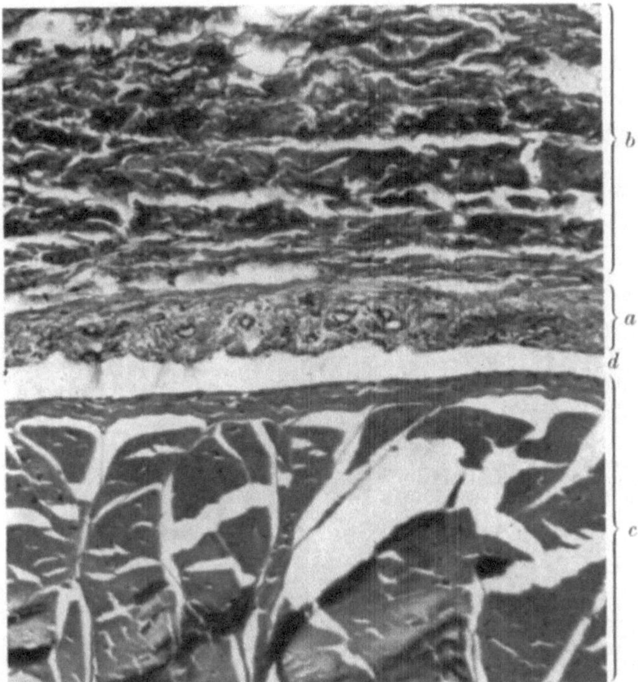

Abb. 28a Wiederherstellung synovialer Gleitgewebsstrukturen durch temporäre Spalthülseninterposition. *a* Synoviale, gefäßreiche Oberflächenschicht der Sehnenscheide; *b* Fibröse Sehnenscheidenschicht mit traumatisch bedingterVerstärkung der Fibrose; *c* Sehne; *d* Gleitspalt. (Paraff., HE. 30mal)

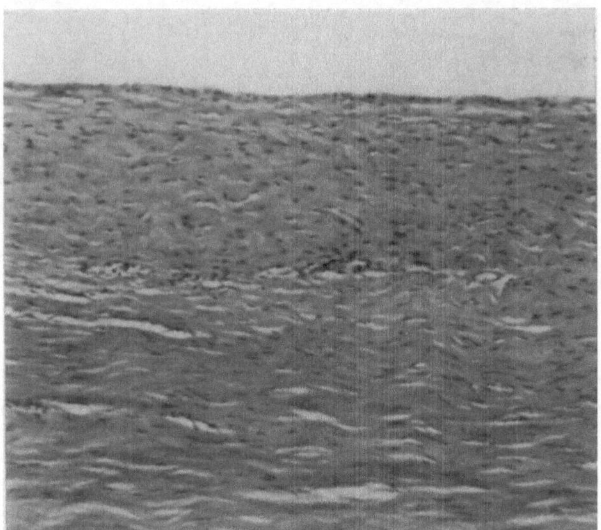

Abb. 28b. Wiederherstellung einer synovialen Deckzellschicht an der Sehnenoberfläche durch temporäre Spalthülseninterposition. (Paraff., HE., 120mal)

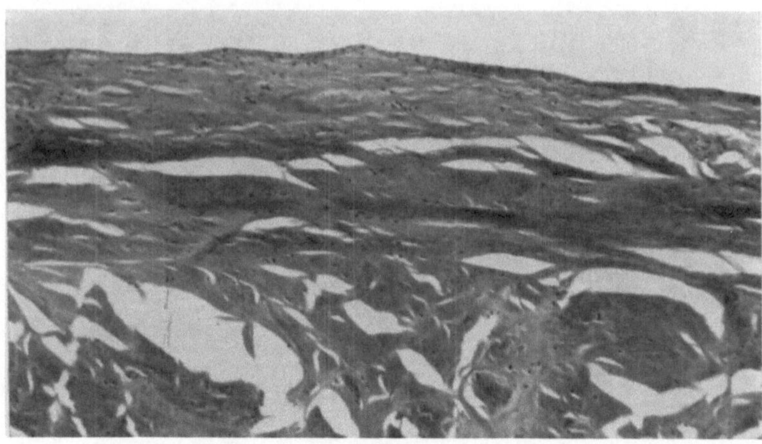

Abb. 29a. Erhaltung der normalen oberflächlichen Gleitstruktur am Sehnenscheiden-Ringband des Peron. tert. und der Zehenstrecker bei Verwachsungsverhütung mittels temporärer Spalthülsen-interposition. (Histol. Querschnitt, Paraff., HE., 120mal.) Die Strukturauflockerung ist artefiziell bedingt

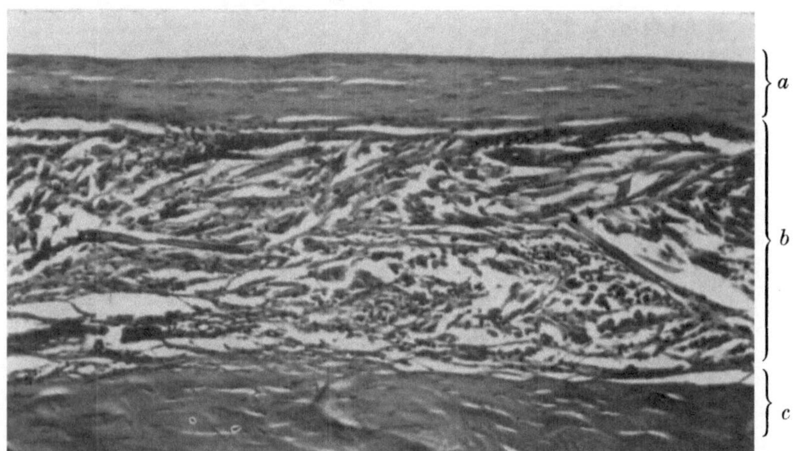

Abb. 29b. Wiederherstellung einer normalen Sehnenoberflächenschicht an der druckbelasteten Seite, der Kontaktfläche mit dem Ringband, nach temporärer Spalthülseninterposition. Nahtmaterial dadurch gedeckt. *a* Oberflächliche Sehnenschicht; *b* Seidenfaden; *c* tiefe Sehnenschicht. (Längsschnitt, Paraff., HE., 120mal)

ε) Wiederherstellung der Sehnengleitfähigkeit und künstliche Erzeugung synovialer Strukturen durch temporäre Spalthülseninterposition im Bereich des Paratenon

Abschließend wurde noch die Frage geprüft, ob auch außerhalb des eigentlichen Sehnenscheidenbereiches im Bereich des Paratenon eine dauerhafte Wiederherstellung des Gleitvermögens mit Hilfe der temporären Spalthülseninterposition möglich ist.

Wie schon bei Besprechung der Grundversuche ausgeführt, ist die Verwachsung im Bereich des Paratenon nur dann von funktionsmindernder Bedeutung, wenn sie im Bereich von Fixpunkten, dem Periost, einer derben Fascie oder benachbarter Sehnen erfolgt.

Bei den Grundversuchen war vor allem die *Verwachsung der Flexordigitorum-superficialis-Sehne mit der Achillessehne* bei experimentellen Nähten oberhalb des Fersenbeines als Ursache von schweren Funktionsstörungen der Zehenbeweglichkeit der Tiere aufgefallen. Hier unternahmen wir nun den Versuch, die Verbackung der beiden normalerweise gegenläufigen Sehnen durch temporäre Interposition zu verhindern, um die Blockierung der Zehenfunktion zu vermeiden.

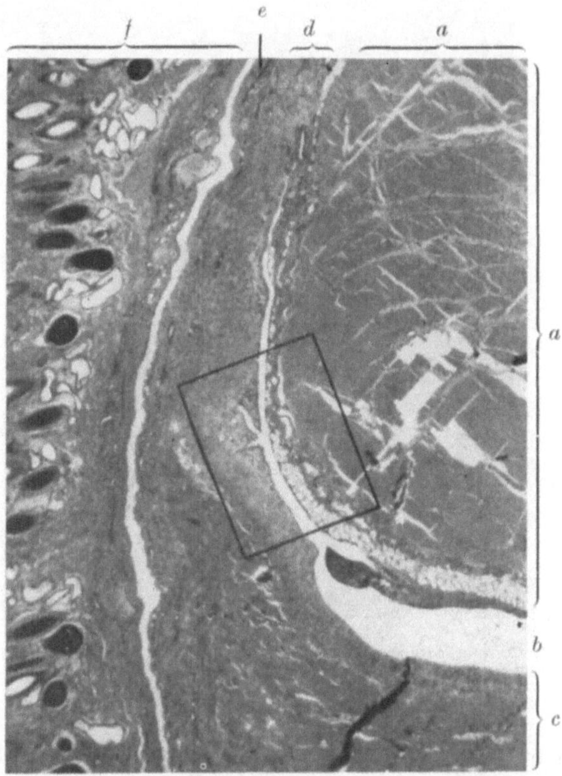

Abb. 30a. Plastische Neubildung synovialer Gleitflächen im Bereich des Paratenon nach experimenteller Sehnennaht und temporärer Spalthülseninterposition. *a* Sehne des Flex. dig. supf.; *b* Gleitspalt; *c* Achillessehne; *d* Vernarbtes Paratenon; *e* Fascie; *f* Cutis

Beim Tier Nr. 17, das bereits auf der anderen Seite im Sehnenscheidenbereich operiert worden war, wurde deshalb nach experimenteller Durchtrennung und Naht beider Sehnen 4 cm oberhalb des Fersenhöckers eine den ganzen traumatisierten Bereich abschirmende Spalthülse so auf die Flexor-digitorum-superficialis-Sehne aufgesetzt, daß diese gegen die Achillessehne abgedeckt war.

Um eine ausreichende Ausheilung der Sehnenwunde vor der Hülsenextraktion zu gewährleisten, erfolgte die Ruhigstellung für sechs Wochen, dann wurde nach Hülsenextraktion die Bewegung freigegeben.

Das Tier setzte schon nach wenigen Tagen die Gliedmaße auf und gewann in wenigen Wochen bei einwandfreier Standfunktion eine fast freie Zehenbeweglichkeit zurück.

Der *anatomische Befund* ergab drei Monate nach der Hülsenextraktion und somit vier Monate nach der Operation eine einwandfreie Heilung

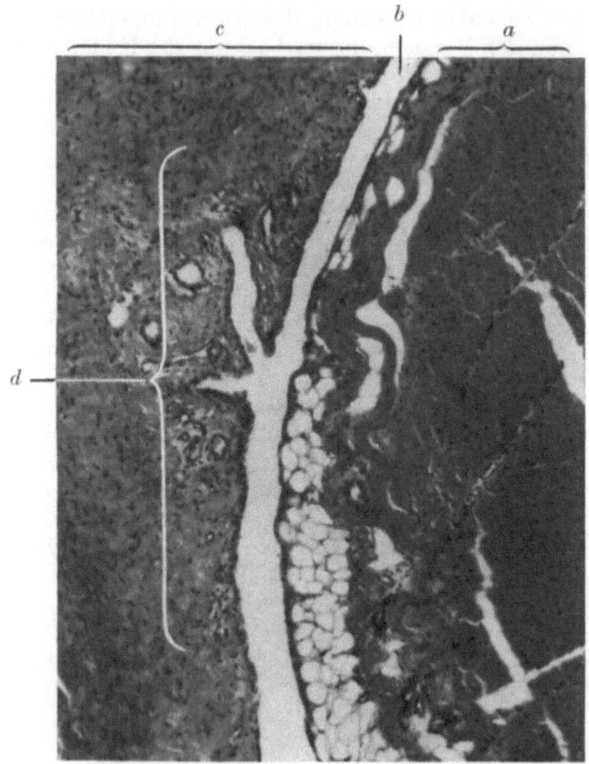

Abb. 30b. Ausschnittsvergrößerung aus Abb. 30a, 120mal. *a* Flex. dig. superf.-Sehne; *b* Gleitspalt; *c* Vernarbtes Paratenon; *d* Synoviale Oberflächenstrukturen mit gefäßreich unterfütterter synovialer Deckzellschicht

der beiden operierten Sehnen. Die Achillessehne war infolge narbiger Umwandlung des Paratenon fest mit der Fascie verwachsen, die Superficialis-Sehne nur im dorsalen Bereich, wo der Hülsenspalt lag. *Zwischen den beiden Sehnen bestand aber im ursprünglichen Interpositionsbereich ein glatter, mit synovialer Flüssigkeit gefüllter Gleitspalt,* der proximal vom Paratenon bzw. Perimysium abgelöst wurde und distal in den physiologischen Gleitbeutel zwischen Superficialis-Sehne und Fersenhöcker überging. Die Achillessehne und die Zehenbeugesehne waren bei passiver Gliedmaßenbeugung und -streckung gegensinnig beweglich, wobei eine Bewegungshemmung nur durch die Verwachsung der Sehnen mit der Fascie außerhalb des Interpositionsbereiches gegeben war.

Die *Histologie* (Abb. 30) erbrachte den Nachweis einer heterotopen Neubildung eines sehnenscheidenähnlichen Gleitspaltes mit typischer synovialer und stellenweise gefäßreich unterfütterter Deckzellschicht.

d) Schlußfolgerung

Abschließend kommen wir zu der Feststellung, daß also im Tierversuch bei Schafen mit der Methodik der temporären Polyäthylen-Spalthülseninterposition die Verhütung der posttraumatischen und postoperativen Sehnenverwachsungen möglich geworden ist. Es gelang dabei, echte funktionelle Erfolge zu erzielen, die klinisch offenkundig waren und durch die anatomische Untersuchung bestätigt werden konnten. Vor allem wurde histologisch der Nachweis einer Erhaltung und Neubildung natürlicher Sehnengleitgewebsstrukturen erbracht. Mit der Spaltung des Interpositums konnte das bei der Interpositionstechnik bisher ungelöste Problem der Erzielung einer ausreichenden Sehnenregeneration an der Nahtstelle durch Wiederherstellung eines gefäßführenden Mesotenon gelöst werden.

Die Methode ist vor allem im Hinblick auf die besonders schwierige Wiederherstellung der Sehnenfunktion nach Verletzungen der Fingerbeugesehnen im Sehnenscheidenbereich entwickelt worden. Es ist von vornherein nicht abzusehen, ob eine *Übertragung des Verfahrens auf den Menschen* erfolgreich sein wird. Der Versuch einer Anwendung der Methode beim Menschen ist unseres Erachtens aber gerade bei den Fingerbeugesehnen-Verletzungen wegen ihrer schlechten Prognose bei Wiederherstellung mit den bisherigen Methoden gerechtfertigt, da der Patient hier praktisch nichts zu verlieren und nur zu gewinnen hat. Einwände gegen die Übertragung des Verfahrens auf den Menschen wegen irgendeiner der Methode anhaftenden Schädlichkeit sind auf Grund der Tierversuche nicht zu erheben. Insbesondere konnte keine Fremdkörperreaktion nachgewiesen werden. Vielleicht kann das Verfahren der temporären Polyäthylen-Spaltröhreninterposition doch weiterhelfen, das schwierige Problem der posttraumatischen und postoperativen Sehnenverwachsungen zu lösen.

E. Zusammenfassung

Einleitend wird festgestellt, daß es nach Sehnenverletzungen, vor allem im Bereich der Sehnenscheiden, mit der gebräuchlichen Operationstechnik meist nicht gelingt, die Funktion in befriedigender Weise wiederherzustellen. Der Mißerfolg ist vor allem auf eine *fibröse Verwachsung der Sehnen in ihrem Gleitlager* zurückzuführen, die sich nach den Verletzungen und Wiederherstellungsoperationen ausbildet. Auch bei den in der Orthopädie zur Behebung von Lähmungszuständen so wichtigen Sehnenverpflanzungen kommt es infolge Verwachsung der Sehnen vielfach zu einem Funktionsverlust. Da von den Unfallverletzungen heute in erster Linie die Hand betroffen wird und die Verletzung der Fingerbeugesehnen innerhalb der Sehnenscheiden die schlechteste Prognose hat, ist bei der großen funktionellen Bedeutung der Hand für den Schaffensprozeß das Problem der posttraumatischen und postoperativen Sehnenverwachsungen besonders wichtig.

Anschließend werden auf Grund des Literaturstudiums die herrschenden Vorstellungen über die *Pathologie und insbesondere die Pathogenese der Sehnenverwachsungen* zusammengefaßt. Neben dem eigentlichen Trauma wird der Wiederherstellungsoperation und insbesondere den von der Nahtstelle ausgehenden Verwachsungsreizen die Hauptursache für den Verlust des Sehnengleitvermögens zuerkannt. Die formale Pathogenese wird als Übergreifen fibroplastischen Granulationsgewebes vom Gleitlager auf die Sehne erklärt. Teilweise wird dabei die Auffassung vertreten, daß darin ein maßgebliches Moment der Sehnenheilung liegt und die Verwachsung somit geradezu notwendig und grundsätzlich unvermeidbar ist.

Im folgenden wird ein *kritischer Überblick über die in der Literatur empfohlenen Maßnahmen und durchgeführten Versuche zur Verhütung der Sehnenverwachsungen* gegeben. Allgemein wird die Forderung nach Vermeidung der Wundinfektion und nach gewebsschonendem Operieren erhoben. Umstritten ist dagegen die wichtige Frage nach dem günstigsten Zeitpunkt der postoperativen Bewegungsaufnahme. Teils wird die Meinung vertreten, die Frühmobilisierung könne die Entstehung von Verwachsungen verhindern; teils besteht die Auffassung, die Frühmobilisierung würde die Verwachsungen nur verstärken. Bezweifelt wird auch die teilweise behauptete geringere Verwachsungstendenz der viel geübten Methode der Herausverlagerung der Sehnennähte aus dem verwachsungsgefährdeten Sehnenscheidenbereich durch Ersatz der verletzten Sehnen mit freien Sehnentransplantaten. Insbesondere werden dann die Versuche zur Verwachsungsverhütung mit Interposition von körpereigenen oder Fremdstoffen zwischen Sehne und Gleitlager besprochen, die aber durch Erzeugung fibrosierender Gewebsreaktionen die Verwachsung meist nur förderten oder durch Hemmung der Sehnenregeneration an der Nahtstelle gescheitert sind. Lediglich die autoplastische Fettlappenunterfütterung der Sehnen hat gewisse zuverlässige Teilerfolge aufzuweisen. Trotz zahlreicher Bemühungen ist es aber bisher noch nicht gelungen, das Verwachsungsproblem, insbesondere bei der

Wiederherstellung verletzter Fingerbeugesehnen im Sehnenscheidenbereich, zuverlässig zu lösen und eine einwandfreie Gleitfunktion zu
erzielen.

Der *Zweck der eigenen Untersuchungen* war die weitere Aufklärung der
Pathogenese und die Suche nach einer klinisch brauchbaren Methode zur
Verhütung der Sehnenverwachsungen. Hierzu wurden Experimente an
den Sehnen der Hinterläufe von 4 Ziegen und 13 Schafen, meistens an
mehreren Sehnen gleichzeitig, im Serienversuch durchgeführt.

Vorausgehend wird die funktionelle Anatomie der Wiederkäuerextremität in ihren für die Versuche an Sehnen wichtigen Eigenheiten
besprochen und die wegen postoperativer Schwierigkeiten schlechte
Eignung der Ziegen sowie die gute Brauchbarkeit der Schafe herausgestellt, die bisher als Versuchstiere noch kaum Verwendung gefunden
haben.

In fünf *Grundversuchen* wurde zuerst die Pathologie der Sehnenverwachsung nach experimenteller Sehnendurchtrennung und Sehnennaht sowie nach freien und deszendierenden Sehnentransplantationen
im Bereich des Paratenon wie auch innerhalb der Sehnenscheiden in
Abhängigkeit vom Zeitpunkt der postoperativen Bewegungsaufnahme
studiert. Als wesentlich für die weiteren Versuche wurde dabei festgestellt, daß es bei den Tieren mangels ausreichender Entspannungsmöglichkeit der Sehnennähte vielfach zu Nahtrupturen kommt und im
übrigen die Verwachsung der Sehnen mit den gebräuchlichen Wiederherstellungsmethoden weder im Bereich des Paratenon noch in den
Sehnenscheiden zu vermeiden ist. Als wichtigstes Moment der Pathogenese wurde die posttraumatische und postoperative Durchblutungsstörung des gefäßreichen paratendinösen Gleitgewebes und im Sehnenscheidenbereich die Durchblutungsstörung der Sehne selbst mit ihren
hämorrhagischen Exsudationen herausgestellt. Bei freier Sehnentransplantation erscheint die Verwachsungstendenz trotz stärkerer Gewebsanoxie der Transplantate geringer, da sie infolge Durchtrennung des
Gefäßzusammenhanges keine exsudative Durchblutungsstörung erfahren
können. Die Grundversuche ergaben weiter, daß nach Frühmobilisierung
die Verwachsungen wesentlich derber als nach längerer Ruhigstellung
sind. Das wird darauf zurückgeführt, daß das posttraumatische Granulationsgewebe im wunden Gleitlager der Sehnen zunächst für mechanische
Irritationen noch sehr empfindlich ist und durch sie zu weiteren Exsudationen, Hämorrhagien und fibroplastischen Proliferationen angeregt
wird. Regelrechte Gleitstrukturen waren einige Wochen nach der Operation im Operationsbereich aber in keinem Falle mehr nachzuweisen.

Im übrigen wurden die Verhältnisse bei der klinisch einigermaßen
bewährten *Fettlappenplastik des Sehnengleitgewebes* untersucht. Dabei
zeigte sich, daß der Gleiteffekt dieser Methode nicht auf der Wiederherstellung echter Gleitgewebsstrukturen, sondern allein auf der Verformbarkeit des Fettgewebes beruht, die trotz Verwachsung des Fettlappentransplantates teilweise erhalten bleibt.

Die übrigen Versuche wurden auf die *Vermeidung der Sehnenverwachsungen durch Interposition von Polyäthylenhülsen* ausgerichtet. Dabei ergab die Verwendung kurzer, geschlossener Hülsen zur *Abdeckung der Nahtstelle*, daß die Abschirmung des Gleitgewebes von der Sehnenregeneration die Sehnenheilung verzögert, daß bei langer Ruhigstellung aber doch feste Sehnennähte erreicht werden können. Vor allem aber konnte bei vorsätzlich grober Traumatisierung der Sehnen und des Gleitgewebes eine gute plastische Wiederherstellung glatter Oberflächen und eine zylindrische Formgebung an Sehnen und Hüllgewebe beobachtet werden. Trotz Vermeidung der Verwachsung an der Nahtstelle war aber damit ein Sehnengleiten nicht möglich, da es proximal und distal der Hülseninterposition im Operationsbereich zu einer teilweise sehr derben Sehnenverwachsung kam.

Bei *Anwendung längerer, das ganze traumatisierte Gleitgewebe deckender, geschlossener Hülsen* kam es aber regelmäßig zur Nahtruptur, wobei die Regenerationskraft der Sehnenstümpfe stark herabgesetzt erschien. Der in der Defektlücke innerhalb der Hülse auftretende Blutungszylinder konnte nicht organisiert werden, so daß die Wiederherstellung der Kontinuität des durchtrennten Sehnenzuges nicht möglich war. Die axiale Blutversorgung der Sehne und das endo-epitendinöse Mesenchym sind offenbar nicht imstande, allein die Regeneration zu bewerkstelligen.

Um eine teilweise periphere Blutversorgung der operierten Sehnen zu ermöglichen und damit die Sehnenregeneration zu verbessern, wurde bei den weiteren Versuchen eine *Längsspaltung der Interpositionshülsen* durchgeführt. Bei zu breiter Spaltung der Hülsen kam es im Bereich des Hülsenspaltes aber zu einer festen Verwachsung. Bei einer Spaltbreite von 1 bis 1,5 mm konnte aber das Mesotenon erhalten und eine Bindegewebsbrücke zwischen Sehnenscheide und Sehne neu gebildet werden, die nicht nur eine ausreichende Sehnenregeneration gewährleistete, sondern auch bei späterer Bewegungsaufnahme durch Anpassungswachstum eine ausreichende Sehnenbeweglichkeit ermöglichte. Bei freien Transplantaten wurde auf diese Weise im Bereich des Hülsenspaltes eine regelrechte Neubildung des Mesotenon beobachtet. Infolge des durch den Hülsenspalt möglichen Zutritts des Gleitlagermesenchyms erfuhren die bei Nahtrupturen in den Dehiszenzlücken zwischen den Sehnenstümpfen auftretenden Blutungszylinder auch eine vollständige fibröse Organisation.

Die *Freigabe von Bewegungen bei liegenden Hülsen* erwies sich als Mißerfolg, weil dabei die Hülsenenden die Sehne mechanisch schädigen (Aufstauchungs- und Scheuerreffekt). Es wurde deshalb nach anfänglicher exakter Ruhigstellung in zweiter Sitzung eine Entfernung der Hülsen angestrebt und erst danach die Bewegung freigegeben. Die *Hülsenextraktion* erfolgte dabei ohne neuerliche Traumatisierung des Gleitgewebes mit Hilfe von Ausziehdrähten auf technisch einfache Weise.

Bei frühzeitiger Hülsenextraktion kam es jedoch zu keiner Gleitfunktion, da doch noch Verwachsungen auftraten. Bei später Extraktion der Spalthülsen viereinhalb bis sechs Wochen nach der Operation konnten jedoch *einwandfreie funktionelle Ergebnisse* erreicht werden. Die anatomische Untersuchung ergab dabei im Bereich der Spalthülseninterposition die Wiederherstellung dauerhaft offen bleibender Sehnenscheiden und eine einwandfreie Sehnentrophik infolge Neubildung eines elastisch dehnbaren, gefäßführenden Mesotenon. Insbesondere wurde dabei auch histologisch der *Nachweis einer Wiederherstellung synovialer Oberflächenstrukturen* erbracht. Die Interposition ist offenbar so lange nötig, bis die posttraumatischen entzündlichen Reaktionsprozesse in der Sehne und im Gleitlager abgelaufen sind und der Zustand der „Gewebsruhe" wieder eingetreten ist. Die Hülseninterposition wirkt sich dabei nicht nur als Trennwand für die inner- und außerhalb von ihr ablaufenden und bei Kontaktmöglichkeit zur Verwachsung neigenden Granulationsprozesse nach den Wiederherstellungsoperationen aus, sondern schirmt auch die Fibrosierungsreize ab, die von den auch im Gipsverband möglichen unwillkürlichen Sehnenbewegungen ausgelöst werden. Fremdkörperreaktionen durch die Hülseninterposition wurden in keinem Falle beobachtet.

Die Methode der temporären Polyäthylen-Spaltröhreninterposition erscheint einer Überprüfung beim Menschen würdig und vielleicht geeignet, das schwierige Problem der posttraumatischen und postoperativen Sehnenverwachsung einer Lösung zuzuführen.

Literatur

a) Monographien:

BIER, A., H. BRAUN u. H. KÜMMEL: Chirurgische Operationslehre. 3. Aufl. Leipzig: Joh. Ambros. Barth 1917.

BIESALSKI, K. u. L. MAYER: Die physiologische Sehnenverpflanzung. Berlin: Springer 1916.

BÖHLER, L.: Technik der Knochenbruchbehandlung im Frieden und im Kriege. 9. bis 11. Aufl. Wien: W. Maudrich 1943.

BUNNELL, ST.: Surgery of tendons. Practice of surgery, Vol. III. Hagerstown, Md.: W. F. Prior Co 1927.

— Surgery of the hand. 3rd Ed. Philadelphia: Lippincott 1956. Dtsch. Übers. v. J. BÖHLER, Wien/Bonn/Bern: W. Maudrich 1958.

GOHRBANDT, E.: Die Nahtchirurgie. In KIRSCHNER-NORDMANN, Die Chirurgie. Berlin—Wien: Urban & Schwarzenberg 1926.

GRAU, H.: Die Muskeln der Beckengliedmaße der Wiederkäuer. In ELLENBERGER-BAUM, Handbuch der vergleichenden Anatomie der Haustiere, 18. Aufl., S. 315. Berlin: Springer 1943.

HEINZE, R.: Kunststoffe in der Medizin. Leizpig: Joh. Ambros. Barth 1955.

— Kunststoffe in der Wiederherstellungschirurgie. In: Die Chirurgie des Traumas, Bd. III/2, S. 1093. Berlin: Volk und Gesundheit 1958.

ISELIN, M.: Dégénérescence tendineuse. Dans MATHIEU-OMBREDANNE, Traité d'Orthopédie, Vol. 1, p. 877. Paris: Masson & Cie 1937.

— Chirurgie de la main. Livre du chirurgien, 4e éd. Paris: Masson & Cie 1954.

— Chirurgie der Hand. Atlas der Operationstechnik. Thieme, Stuttgart: Georg Thieme 1959.

KIRSCHNER, M., u. O. NORDMANN: Die Chirurgie. 2. Aufl. München: Urban & Schwarzenberg 1940—1949.

KÖNIG, F., u. G. MAGNUS: Handbuch der gesamten Unfallheilkunde. Stuttgart: Ferdinand Enke 1933.

LAFAURY, G.: La réparation des tendons fléchisseurs à la main; Thèse. Lyon 1950.

LANGE, F.: Operationen an den Weichteilen, Muskeln und Sehnen. In: Handbuch der orthopädischen Chirurgie. Bd. I, S. 265. Jena 1905.

— Lehrbuch der Orthopädie. 3. Aufl. Jena: Gustav Fischer 1928.

— Die epidemische Kinderlähmung. München: J. F. Lehmann 1930.

LANGE, M.: Die Naht und das Nahtmaterial in der Orthopädie. Stuttgart: Ferdinand Enke 1929.

— Kriegsorthopädie. Stuttgart: Ferdinand Enke 1943.

— Unfallorthopädie. Stuttgart: Ferdinand Enke 1949.

— Orthopädisch-chirurgische Operationslehre. München: J. F. Bergmann 1951

v. LANZ, T. u. W. WACHSMUTH: Praktische Anatomie. Bd. I. Arm und Hand, Bein und Statik. Berlin: Springer 1935/38.

LEXER, E.: Allgemeine Chirurgie. Stuttgart: Ferdinand Enke 1920.

— Die freien Transplantationen. In: Neue Deutsche Chirurgie, Bd. 26a u. 26b. Stuttgart: Ferdinand Enke 1924.

— Wiederherstellungschirurgie. 2. Aufl. Leipzig: Joh. Ambros. Barth 1931.

MARCHAND, F.: Prozeß der Wundheilung mit Einschluß der Transplantation. Stuttgart 1901.

MOBERG, E.: Akute Handchirurgie. Lund: Gleerup 1953.

MÜLLER, W.: Die Chirurgie der Muskeln, Sehnen und Faszien. In Kirschner-Nordmann, Die Chirurgie. 2. Aufl., Bd. II. Berlin—München: Urban & Schwarzenberg 1940—1949.

REHN, E.: Die freie Verpflanzung von Sehnen. In Lexer: Die freien Transplantationen. Neue Deutsche Chirurgie Bd. 26. Stuttgart: Ferdinand Enke 1924.

ROUX, W.: Gesammelte Abhandlungen. Leipzig 1887.

SAECHTLING, HJ. u. W. ZERBROWSKI: Kunststofftaschenbuch. München: Hanser 1954.

STEINDLER, A: Operative orthopedics. New York—London: Appleton 1935.

TRAUTNER, K.: Aabne Senelaesioner. Kopenhagen: Axelholm 1947.

VERDAN, CH.: Chirurgie réparatrice et fonctionnelle des tendons de la main. Paris: Expansion Scientifique Francaise 1952.

VULPIUS, O.: Die Sehnenverpflanzung und ihre Verwertung. Leipzig: Veit & Co. 1902.

WITT, A. N. Sehnenverletzungen und Sehnen-Muskel-Transplantationen. München J. Bergmann 1953.

b) Einzelarbeiten:

ARAI, H.: Die Blutgefäße der Sehnen. Anat. Hefte 34, 363 (1907).

ASHLEY, F. L., R. S. STONE, J. W. EDWARDS and R. F. SLOAN: Experimental and clinical studies on the application of monomolecular cellulose filter tubes to create artificial tendon sheaths in digits. Plast. reconstr. Surg. 23, 526 (1959).

— Further studies on the application of monomolecular cellulose filter tubes to create arteficial tendon sheaths in the hand and wrist. West. J. Surg. 68, 156 (1960).

v. BAYER, H.: Intratendinöse Sehnenverpflanzung. Münch. med. Wschr. 1917, Nr. 28.

— Translokation von Sehnen. Z. orthop. Chir. 56, 552 (1932).

BIER, A.: Beobachtungen über die Regeneration beim Menschen. Dtsch. med. Wschr. 1917, 29.

BIESALSKI, K.: Über Sehnenscheidenauswechselung. Dtsch. med. Wschr. 36, 1615 (1910).

— Ergebnisse und Erfahrungen mit der physiologischen Sehnenverpflanzung. Verh. dtsch. orthop. Ges. 17. Kongr. Breslau 1922. Z. orthop. Chir. 44, 30 (1923).

BLOCH, J. C., et P. BONNET: Evolution et traitement des plaines des tendons de la main. J. Chir. 34, 456 (1929).

BONVIER: Zit. n. M. LANGE.

BORST, M.: Über die Heilungsvorgänge nach Sehnenplastik. Beitr. path. Anat. 34, 41 (1903).

BOYES, J. H.: Flexor tendon grafts in the fingers and thumb, an evaluation of end results. J. Bone Jt. Surg. 32A, 489 (1950).

— Evaluation of results of digital flexor tendon grafts. Amer. J. Surg. 89, 116 (1955).

BUCHNER, H., u. E. HOFFMANN: Experimentelle Untersuchungen zum Problem der Regeneration nach Sehnennähten. Arch. orthop. Unfall-Chir. 50, 500 (1959).

BUNNELL, ST.: Repair of tendons in the fingers and description of two new instruments. Surg. Gynec. Obstet. 26, 103 (1918).

— Repair of tendons in the fingers. Surg. Gynec. Obstet. 35, 98 (1922).

— Greffes nerveuses et tendineuses de la main. Arch. franco-belges chir. 2 (1927).

— Repair of nerves and tendons of the hand. J. Bone Jt. Surg. 10. 1 (1928).

— Treatment of tendons in compound injuries of the hand. J. Bone Jt. Surg. 23, 240 (1941).

— Suturing tendons. Amer. Acad. Orthop. Surg., Lect. 1 (1943).

— Primary and secondary repair of flexor tendons of hand. Plast. reconstr. Surg. 12, 65 (1943) .

— Gig pull-out suture for tendons. J. Bone Jt. Surg. 36A: 850 (1954).

— Surgery of tendons. Proc. Kessler Inst. Rehabil. 1, 1 (1955).

BURMAN, M. S., and UMANSKY: Experimental study of periosteal transplants wrapped around tendon with review of literature. J. Bone Jt. Surg. 12, 579 (1930).

BUSSE: Untersuchungen über die feineren Vorgänge bei der Heilung von Sehnenwunden, besonders nach Tenotomien der Achillessehne. Dtsch. Z. Chir. 33, 30 (1891).

CARSTAM, N.: Effect of cortisone on the formation of tendon adhesions and on tendon healing. Acta chir. scand., Suppl. 182 (1953).

DICK, W.: Fingersehnennähte. Dtsch. med. Wschr. 81, 431 (1956).

EDEN u. E. REHN.: Die autoplastische Fetttransplantation zur Neurolyse und Tendolyse. Langenbecks Arch. klin. Chir. 104, 65 (1914).

EDWARDS, D. A. W.: The blood supply and lymphatic drainage of tendons. J. Anat. (London) **80**, 147 (1946).

EDWARDS, H. C.: Injuries of tendons and muscles. Lancet **1932** I, 65.

ENTIN: Zit. n. BUNNELL.

FARMER, A. W.: Experiences in the use of cellophane as an aid in tendon surgery. Plast. reconstr. Surg. 1959, Bd. 23, 207 (1947).

FLEISCHER-HANSEN, C. C.: Lesions of tendons and their prognosis with respect to function. Nord. med. Hospitalstidende **9**, 88 (1941).

FORAMITTI: Zit. n. M. LANGE.

FRIEDRICH,: Zit. n. LEXER.

GARLOCK, J. H.: The Repair processes in wounds of tendons and in tendon grafts. Ann. Surg. **85**, 92 (1927).

GASNA: Zit. n. M. LANGE.

GRAHAM, W. C.: Flexor-tendon grafts to the finger and thumb. J. Bone Jt. Surg. **29**, 553 (1947).

GREBE: Regeneration von Strecksehnen ohne Sehnenscheide. Zbl. Chir. **27**, 1487.

GONZALEZ, R. I.: Experimental tendon repair within the flexor tunnels: Use of polyethylene tubes for improvement of functional results in the dog. Surgery **26**, 181 (1949).

v. HACKER: Der autoplastische Ersatz der Streck- und Beugesehnen. Bruns' Beitr. klin. Chir. **1910**, 259.

HALSTEAD: Zit. n. BUNNELL.

HAUCK, G.: Langenbecks Arch. klin. Chir. **128**, 568 (1924).

HENZE u. L. MAYER: Experimentelle Untersuchungen über Sehnenverpflanzungen und seidene Sehnen, mit besonderer Berücksichtigung der Verhinderung von Verwachsungen. Z. orthop. Chir. **35**, 866 (1916).

HESSE, F.: Die Behandlung von Sehnenverletzungen innerhalb der synovialen Scheiden entsprechend dem Sitz der Verletzung im Bereich der Hohlhand und der Fingerbeugesehnen. Über die Verwendung von Schaltmaterial bei Substanzverlust der Sehne. Langenbecks Arch. klin. Chir. **170**, 772 (1932).

HOFMANN u. DEUTSCHLÄNDER: Zit. n. A. N. WITT.

HUECK, H.:Über Sehnenregeneration innerhalb echter Sehnenscheiden. Langenbecks Arch. klin. Chir. **127**, 137 (1923).

JAMES, J. I. P.: Flexor tendon injuries of the wrist and hand. Wiederherstellungschir. u. Traum. **2**, 55 (1954).

ISELIN, M.: Réparation des tendons fléchisseurs sectionnes au niveau des doigts. J. Chir. **30**, 531 (1927).

— Note sur la réparation des tendons fléchisseurs des doigts d'après 24 observations. Bull. Soc. nat. Chir. **57**, 1227 (1931).

— et G. LAFAURY: Mem. Acad. Chir. Paris **76**, 789 (1950).

— Dégénérescence et réparation des tendons fléchisseurs sectionnés chez l'homme. Wiederherstellungschir. u. Traum. **2**, 28 (1954).

— Die Durchtrennung der Beugesehnen im Canalis digitalis. Verh. Dtsch. Orthop. Ges., 48. Kongr. Berlin 1960, Beih. Z. Orthop. **94**, 57 (1961).

KEE, MC. G. K.: Metal anastomosis tubes in tendon suture. Lancet **1945** I, 659.

KEEVER, MC.: Zit. n. BUNNELL.

KIRCHMAYER: Die Technik der Sehnennaht. Zbl. Chir. **44**, 906 (1917).

KIRSCHNER, M.: Über freie Sehnen- und Faszientransplantationen. Bruns' Beitr. klin. Chir. **65**, 472 (1909).

— Freie Sehnen- und freie Faszientransplantation. Zbl. Chir. **36**, Beilage Nr. 6 (1909).

— Der gegenwärtige Stand und die nächsten Aussichten der autoplastischen freien Faszienübertragungen. Bruns' Beitr. klin. Chir. **86**, 1 (1913).

KOCH, S. L.: Suturing tendons. Industr. Med. Surg. **11**, 327 (1942).

— Tendon and nerve injuries. N. Y. St. J. Med. **42**, 1819 (1942).

— Division of flexor tendons within digital sheath. Surg. Gynec. Obstet. **78**, 9 (1944).

KOLACZEK: Zit. n. A. N. WITT.

KÖNIG, F.: Über Plastiken bei Muskellähmung und die Verwendung von Muskelschlingenbildungen. Zbl. Chir. **62**, 2531 (1935).

LANGE, F.: Über periostale Sehnenverpflanzungen. Verh. dtsch. Ges. Naturforsch. 1899.
— Über periostale Sehnenverpflanzung bei Lähmungen. Münch. med. Wschr.
   1900, Nr. 15.
— Über Bildung von Sehnen aus Seide bei der periostalen Verpflanzung. Vers.
   dtsch. Naturf. u. Ärzte. Hamburg 1901.
— Weitere Erfahrungen über seidene Sehnen. Münch. med. Wschr. 1902, Nr. 1.
— Die Sehnenverpflanzung. II. Kongr. Ges. orthop. Chir. 1903.
— Über Sehnenverpflanzung und seidene Sehnen. Z. ärztl. Fortbild. Nr. 22 (1905).
— Eine Verbesserung der künstlichen Sehnen. Z. orthop. Chir. 17, 266 (1906).
— Die Verhütung von starren Verwachsungen bei der Sehnenverpflanzung durch
   Zwischenlagerung von Papier. Z. orthop. Chir. 41, 4 (1921).
— Die Auto- und Alloplastik in der Orthopädie. Verh. dtsch. orthop. Ges. 20.
   Kongr. Hann. 1925, Beih. Z. orthop. Chir. 27, 211 (1926).
— Seidene Sehnen und seidene Gelenkbänder. Münch. med. Wschr. 75, 39 (1928).
— Sehnenverpflanzungen bei Lähmungen. Verh. dtsch. orthop. Ges. 24. Kongr.
   München, 1929, Beih. Z. orthop. Chir. 22, 97 (1930).
— Der Werdegang der Sehnenverpflanzung. Wien. med. Wschr. 1929, 927.
LANGE, M.: Untersuchungen über die Festigkeit der Stoffe, die bei der Auto- und
   Alloplastik verwandt werden. Z. orthop. Chir. 47, 346 (1926).
— Sehnenverpflanzungen. Münch. med. Wschr. 1932, 1260.
— Sehnenverpflanzung und Arthrodese. Verh. dtsch. orthop. Ges. 30. Kongr. 1935
   Köln, Beih. Z. orthop. Chir. 64, 100 (1936).
— Kritische Stellungnahme zur Behandlung der Beugesehnenverletzungen der
   Finger. Wiederherst. Chir. Traum. 2, 73 (1954). Karger, Basel, Basel/New York.
v. LENGEMANN, F.: Eine neue Drahtnaht für Sehnen. Zbl. Chir. 76, 964 (1951).
LEVY, O.: Über den Einfluß von Zug auf die Bildung faserigen Bindegewebes. Arch.
   Entwickl.-Mech. Organ. 18, 184 (1904).
LEWIS, and DAWIS: Experimental direct Transplantation of tendon and fascia.
   J. Amer. med. Ass. 57, 540 (1911).
LEXER, E.: Die Verwertung der freien Sehnentransplantation. Verh. dtsch. Ges.
   Chir. 1911, II, 76.
— Über freie Transplantation. Langenbecks Arch. klin. Chir. 95, 827 (1911).
LITTLER, J. W.: Free tendon grafts in secondary flexor tendon repair. Amer. J.
   Surg. 74, 315 (1947).
MASON, M. L., and C. G. SHEARON: Process of tendon repair; experimental study
   of tendon suture and tendon graft. Arch. Surg. (Chicago) 25, 615 (1932).
MASON, M. L.: Immediate and delayed tendon repair. Surg. Gynec. Obstet. 62, 449
   (1936).
— Principles of management of tendon injuries to the hand. Physiother. Rev. 18,
   110 (1938).
— Primary and secondary tendon suture; discussion of significance of technique
   in tendon surgery. Surg. Gynec. Obstet. 70, 392 (1940).
— Nerve and tendon injuries. Indust. Med. Surg. 11, 61 (1942).
— and H. S. ALLEN: The rate of healing tendons: An experimental study of tensile
   strength. Ann. Surg. 113, 424 (1941).
MAYER, L.: Reconstruction of digital tendon sheaths; contribution to physiologic
   method of repair of damaged finger tendons. J. Bone Jt Surg. 18, 607 (1936).
— Celloidin tube reconstruction of extensor digitorum communis sheath. Bull.
   Hosp. Jt Dis. (N.Y.) 1, 39 (1940).
MITTELMEIER, H.: Pathologie des Sehnengleitlagers. Ref. Verh. dtsch. orthop. Ges.,
   48. Kongr. Berlin 1960. Beih. Z. Orthop. 94, 28 (1961).
— u. L. SINGER: Anatomische und histologische Untersuchungen von Arthroplastik-
   gelenken mit Plexiglas-Endoprothesen. Arch. orthop. Unfall-Chir. 48, 519 (1956).
MOBERG, E.: Experiences with Bunnell's pull-out wire Sutures. Brit. J. plast. Surg. 3,
   (1951).
— Behandlung frischer und veralteter Beugesehnenverletzungen in der Hand.
   Wiederherstellungschir. u. Traum. 2, 1 (1954).
NAERVI, E. J.: Regeneration of tendons and treatment of ruptures of tendons,
   especially in region of synovial sheaths. Acta chir. scand. 60, 1 (1926) (Ref. Zbl.
   Chir. 1926).

NICHOLS, R. M.: Ann. Surg. **129**, 223 (1949).

PAYR, E.: Über Regeneration mit besonderer Berücksichtigung des Gleitapparates. Münch. med. Wschr. **1923, 1333.**

PINKERTON, M. C.: Amnioplastic for adherent digital flexor tendons. Lancet **1942 I,** 70.

PITZEN, P.: Wie können störende Verwachsungen bei Sehnenverpflanzungen verhindert werden? Verh. dtsch. orthop. Ges. 17. Kongr., Breslau, 1922, Z. orthop. Chir. **44**, 60 (1923).

PITZEN, P.: Experimentelle Beiträge zur Verhütung von Verwachsungen bei Sehnenverpflanzungen und zur Erzeugung eines straffen Bindegewebes mit chemischen Mitteln, soweit es für die Behandlung orthopädischer Leiden in Betracht kommt. Z. orthop. Chir. **47**, 385 (1926).

PULVERTAFT, R. G.: Repair of tendon injuries in the hand. Ann. Roy. Coll. Surg. **1948, 3.**

— Repair of tendon injuries in the hand with special referende to flexor tendons. Postgrad. med. J. **8**, 81 (1950).

RAU, H.: Die Gefäßversorgung der Sehnen. Anat. Hefte **50**, 679 (1914).

REHN, E.: Die homoplastische Sehnentransplantation im Tierexperiment. Bruns' Beitr. klin. Chir. **68**, 417 (1910).

— Das Verhalten der Fascie bei homoplastischer Transplantation. Verh. dtsch. Ges. Chir. (1911)

— Freie Sehnenverpflanzung. Verh. dtsch. Ges. Chir. **1909 I,** 253; **1913 I,** 129.

— Klinischer Beitrag zur freien Sehnenverpflanzung. Langenbecks Arch. klin. Chir. **102**, 15 (1913).

— Das kutane und subkutane Bindegewebe als plastisches Material. Münch. med. Wschr. **1914, 3.**

| Zu den Fragen der Transplantation und Regeneration. Langenbecks Arch. klin. Chir. **112** (1919).

— Zur Frage des Ersatzes großer Sehnendefekte. Langenbecks Arch. klin. Chir. **114**, 253 (1920).

— Klinischer Beitrag zur freien Sehnenverpflanzung. Langenbecks Arch. klin. Chir. **102**, 15 (1913).

SALOMON, A.: Über den Ersatz großer Sehnendefekte durch Regeneration. Langenbecks Arch. klin. Chir. **113**, 50 (1920).

— Untersuchungen über die Transplantation verschiedenartiger Gewebe in Sehnendefekten. Langenbecks Arch. klin. Chir. **114**, (1920).

— Regeneration oder funktionelle Metaplasie. Langenbecks Arch. klin. Chir. **115** 769 (1920).

— Über Sehnenscheidenbildungen. Langenbecks Arch. klin. Chir. **118**, 733 (1921).

— Zur Prognose und Heilung der Sehnennähte. Zbl. Chir. **1922, 74.**

— Über Sehnenersatz ohne Muskel. Langenbecks Arch. klin. Chir. **119**, 608 (1922).

SCHRADICK u. RIEKER: Zit. n. K. BIESALSKI u. L. MAYER.

SCHWARZ: Über die anatomischen Vorgänge bei der Sehnenregeneration und den plastischen Ersatz von Sehnendefekten durch Sehne, Fascie und Bindegewebe. Dtsch. Z. Chir. **173**, 301 (1922).

SEGGEL, R.: Histologische Untersuchungen über die Heilung von Sehnenwunden und Sehnendefekten. Bruns' Beitr. klin. Chir. **37**, 342 (1903).

SEVERS: An experimental study of tendon regeneration. Bost. med. surg. J. **1911.** 748.

SLOAN, Zit. n. ST. BUNNELL.

SKOOG, T.: Trans. of the 25th Meet. of the North. Surg.Ass. in Coopenhagen. Zit. nach MOBERG

SKOOG, T., and B. H. PERSSON: An experimental study of the early healing of tendons. Plast. reconstr. Surg. **13**, 384 (1954).

STONE: Zit. n. BUNNELL.

THATCHER, H. V.: Use of stainless steel rods to canalize flexor tendon sheaths. Sth. med. J. (Bgham, Ala.) **32**, 13 (1939).

THOLE: Zit. n. ST. BUNNELL.

TITZE, A.: Beugesehnennähte und Beugesehnenplastiken. Verh. Dtsch. Orthop. Ges., 48. Kongr. Berlin, 1960, Beih. Z. Orthop. **94**, 82 (1961).

URK: Zit. n. ST. BUNNELL.

Velpeau: Zit. n. M. Lange.

Viering: Experimentelle Untersuchungen über die Regeneration des Sehnengewebes. Virchows Arch. path. Anat. **125**, 252 (1891).

Wehner: Zur Theorie der hormonartigen Wirkung der Synovia auf die Sehnenregeneration. Dtsch. Z. Chir. **177**, 169 (1923).

Wheeldon, T. F.: Use of cellophane as permanent tendon sheath. J. Bone Jt Surg **21**, 393 (1939).

Wilmoth, C. L.: Tendinoplasty of flexor tendons of hand; use of tunica vaginalis in reconstructing tendon sheaths. J. Bone Jt Surg. **19**, 152 (1937).

Witt, A. N.: Die Entwicklung der Sehnenoperationen. Med. Mschr. **5**, 813 (1951).

Yamagiva: Zellenstudien an sich regenerierendem Sehnengewebe. Virchows Arch. path. Anat. **135**, 308 (1894).

Zrubecky, G.: Kritische Auswertung der Ergebnisse von 82 freien Beugesehnenplastiken an den Fingern. Verh. Dtsch. Orthop. Ges., 48. Kongr. Berlin 1960. Beih. Z. Orthop. **94**, 85 (1961).

SPRINGER-VERLAG · BERLIN · GÖTTINGEN · HEIDELBERG

Wundheilungsprobleme

Von Professor Dr. med. WERNER BLOCK, Chefarzt der chirurgischen Abteilung des St. Gertrauden-Krankenhauses, Berlin-Wilmersdorf. Mit 7 Abbildungen. VI, 51 Seiten Gr.-8°. 1959. Steif geheftet DM 9,60

Einleitung. — Begriffsbestimmung und Statistik: „Aseptische" Wundheilung und Wundinfektion. Wunddehiscenzen. — Normale Wundheilung: Physiologische Bedingungen. Morphologie der Wundheilung. — Wundheilungsstörungen: Wunddehiscenzen. Ursachen der Wundheilungsstörungen. Seltene Formen der Wunddehiscenz. Therapie bei Wunddehiscenzen. Sterblichkeit nach Dehiscenz der Bauchdeckenwunde. — Schlußbemerkungen. — Literaturverzeichnis.

Schmerz und Schmerzhaftigkeit

Von ALFRED PRINZ AUERSPERG, Professor Dr., Leiter der Psychiatrischen Klinik der Universität Concepcion (Chile). VIII, 76 Seiten Gr.-8°. 1963
Steif geheftet DM 12,80

Der viscerogene Schmerz: Exposition der Fragestellung: Klinischer und physiologischer Standpunkt zum Schmerzproblem. Exteroceptiver und interoceptiver Schmerz. — Die klassischen Erklärungsversuche der Besonderheiten des interoceptiven Schmerzes: Schmerzunempfindlichkeit der Viscera. Die Besonderheit des adäquaten Reizes bei visceraler Schmerzauslösung. Der übertragene Schmerz als Summationseffekt. — Aktualphysiologische und kausalphysiologische Deutung des Schmerzes: Die naive Unterscheidung von Schmerzhaftigkeit und Schmerzauslösung. Kritik der kausalphysiologischen Erklärung der Schmerzhaftigkeit. — *Schmerzempfindung und Schmerzgefühl:* Phänomenale und physiologische Unterscheidung von Schmerzempfindung und Schmerzgefühl: Schmerzempfindung. Zutreffende Abbildung des Reizvorganges im exteroceptiven Schmerz, unzutreffende Abbildung im interoceptiven Schmerz. Schmerzreiz. Schmerzgefühl. Die Abstimmung bzw. Umstimmung der Reizschwellen der Schmerzempfindung: Eine Funktion des Schmerzgefühls. Die exteroceptive Schmerzreaktion als Funktion der animalsensorischen, die interoceptive Schmerzreaktion als Funktion der vegetativen Ordnung. — Biologischer Sinn der Schmerzreaktion: Exteroceptive Schmerzreaktion als Warner (Flucht oder Gegenwehr). Interoceptiver Schmerz als Vernichtungsreaktion (Preisgabe des erkrankten Gewebes, Selbstpreisgabe als Beutetier). — *Das periphere Funktionssubstrat des krankhaft bedingten Schmerzes:* Exteroceptive Reizreaktion des Schmerzes. Prädilektionstypus. Interoceptive Reizreaktion. Interoceptive Schmerzprovokation. — Zusammenfassung. — Literaturverzeichnis.